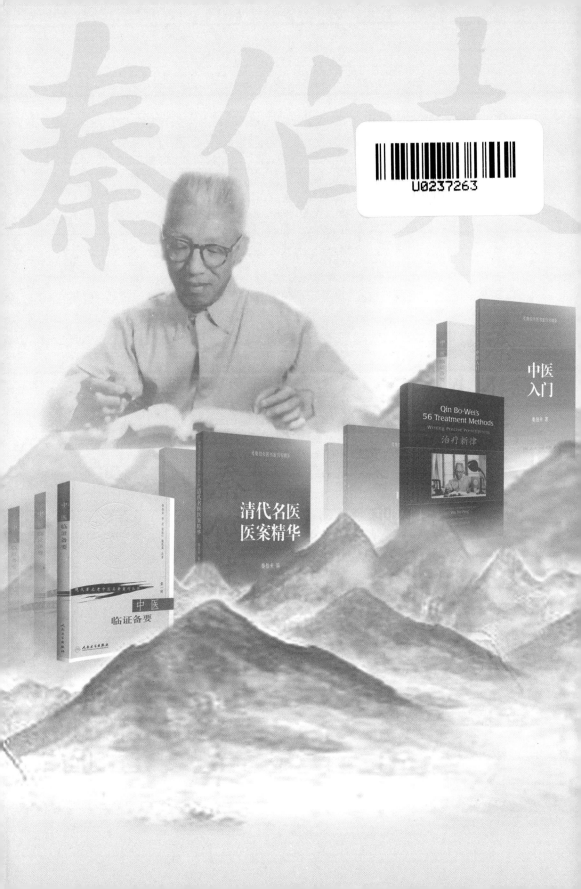

秦伯未
治疗新律

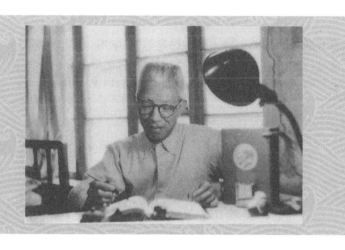

原著 秦伯未

评述 吴伯平

编译 Jason Blalack

翻译 丁一谔 胡鸿毅 丁佐泓

人民卫生出版社
·北京·

图书在版编目（CIP）数据

秦伯未治疗新律 / 丁一谔，胡鸿毅，丁佐泓翻译
. —北京：人民卫生出版社，2022.7
　ISBN 978-7-117-33040-4

　Ⅰ.①秦⋯　Ⅱ.①丁⋯ ②胡⋯ ③丁⋯　Ⅲ.①中医疗
法　Ⅳ.①R242

中国版本图书馆 CIP 数据核字（2022）第 059718 号

人卫智网	**www.ipmph.com**	医学教育、学术、考试、健康，购书智慧智能综合服务平台
人卫官网	**www.pmph.com**	人卫官方资讯发布平台

图字：01-2021-0250 号

秦伯未治疗新律
Qin Bowei Zhiliao Xinlü

翻　　译：丁一谔　胡鸿毅　丁佐泓
出版发行：人民卫生出版社（中继线 010-59780011）
地　　址：北京市朝阳区潘家园南里 19 号
邮　　编：100021
E - mail：pmph @ pmph.com
购书热线：010-59787592　010-59787584　010-65264830
印　　刷：廊坊一二〇六印刷厂
经　　销：新华书店
开　　本：710×1000　1/16　　**印张：**17
字　　数：269 千字
版　　次：2022 年 7 月第 1 版
印　　次：2022 年 9 月第 1 次印刷
标准书号：ISBN 978-7-117-33040-4
定　　价：69.00 元

打击盗版举报电话：010-59787491　E-mail：WQ @ pmph.com
质量问题联系电话：010-59787234　E-mail：zhiliang @ pmph.com
数字融合服务电话：4001118166　　E-mail：zengzhi @ pmph.com

出版者的话

中医药学是中华民族的伟大创造,是中国古代科学的瑰宝,也是打开中华文明宝库的钥匙,为中华民族繁衍生息作出了巨大贡献,对世界文明进步产生了积极影响。经过多年的发展,中医药已获得世界上越来越多国家的认可,中医药文化已传播到 196 个国家和地区,中医药国际交流与合作不断深入,参与共建"一带一路"取得积极进展,中医药已经成为世界了解中国的一扇窗口。

图书是传播中医药文化的良好载体。为了让海外更多的人们了解、学习中医药文化,人民卫生出版社自 2005 年起率先组织国内外专家出版了 300 余种外文版出版物,涉及英语、西班牙语、法语、德语等 10 余个语种。这些出版物已推广至全球 40 多个国家和地区,受到海内外读者的广泛关注与好评,对于构建具有鲜明中国特色的传播体系,着力提高国际传播影响力、中华文化感召力、中国形象亲和力、中国话语说服力、国际舆论引导力发挥了重要作用。

秦伯未先生是我国著名的中医学家,一生致力于中医事业,造诣颇深。秦老著作等身,其中在我社出版的有《中医入门》《中医临证备要》《清代名医医案精华》等著作,颇受读者喜爱。同时,在 20 世纪 80 年代,秦老的著作也引起国外中医学者的关注。随着中医药学国际影响力的不断提升,许多国外学者对中医产生了浓厚的兴趣,并致力于学习钻研。本书英文版作者 Jason Blalack 就是其中一位,他从吴伯平教授处发现了秦伯未《治疗新律》(1953 年版)一书,非常喜爱,视为"非凡的知识宝库",并将其翻译成英文,在美国 Eastland Press 公司正式出版,获得国际社会的认可和好评。

《治疗新律》是秦老以中医学的核心理论为基础,总结出 13 个辨证纲要和 56 条基本的治疗策略,形成了辨证和治疗之间的关系。内容清晰,贴切临床,具有很高的价值。该书 1953 年首次出版,现原书已难觅踪影。《秦伯未治疗新律》(英文版)一书,除包含秦老原著的内容外,还增加了秦老学生吴伯平教授对其原文的解读与评注,以及 Jason Blalack 的学习感悟。本次翻译成中文版,一方面弥补了国内版本之缺憾,使得中医药精华得以传承发展;另一方面,也是中医学在中、西方之间往复交流,实现螺旋式、阶梯式提升,对弘扬中医药文化,传播中医药知识,守正创新,走向世界、服务人类具有重要意义。

　　本书的出版必将为"讲好中国故事,传播好中国声音"推动中西医药文明交流互鉴,向世界展示一个真实、立体、全面的中国,塑造可信、可爱、可敬的中国形象,构建人类卫生健康共同体做出重要贡献。

人民卫生出版社

2022 年 4 月

原 著 序

1984 年，当我开始中医执业生涯时，手中有大把的时间，我每天要坐在诊所里，有着充分的时间学习，同时等待着电话铃响。就是从那时起，我开始熟悉起秦伯未的著作。数年前我的朋友 Bob Flaws 在一个相当热情的书店职员的推荐下从北京带回一本《秦伯未文集》。Bob 不清楚秦伯未是谁，但他向我保证在中国他接触过的每一个人都同意秦伯未是中医界里一位举足轻重的人物。Bob 好意地把这本书先借给我看，我很快地被秦老对中医学的领悟所深深吸引。这本书我借了好几年，还多次恳求他续借给我，直至他最后收回该书。

作为一个初出茅庐的临床中医师，我喜欢秦伯未阐明的很多中医知识点，其中一些是我在实践中远未解决的难点。他的关于肝失调和的论文，不但教会我如何处理肝的问题，而且向我展示了如何思考所有脏腑证型的问题。另外一篇关于如何开具中药处方的文章，教会我更清晰地理解中药配伍应用；还有一篇为我解决了中医医案文献的问题。虽然秦老的著作将其临床精粹毫无保留地发表，而对我而言最重要的是向他学习了中医整体思维的模式，他是将严谨和灵活结合的典范，直至今日还鼓舞着我们。我最终翻译了我最喜欢的一些文章和医案，出了一本首次真正在西方介绍秦伯未的书——《秦伯未选集》。

今天，人们可以在互联网上发现许多秦伯未的著作，然而在 20 世纪 80 年代末他的作品是十分有限的，在中国也是如此。可以用的只有一卷秦伯未的丛书，我只能翻译其中对我影响最大的那些文章。显然，还有更多的关于秦伯未的思想要展现，尤其是他的方法学核心原则。由于我无法拿到他更多的文章，也没有一个非常熟悉这些内容的人来为我解释，我也就无能为力了。但是无论如何，从我自身的角度，秦伯未还是我喜爱的中医界杰出人物。

差不多 20 年以后，我的朋友 Jason Blalack 跟着吴伯平老师学习一段时间后从中国回来，他告诉我他在开始翻译秦伯未的演讲文本，而且是由吴伯平教授给予评注,我觉得事情不知怎么又绕回了原点,另一代人正在揭示秦伯未医学思想的更深层面。

这本书是传播秦伯未思想的重要一步。也许更重要的是,它展现了一个高度精练的有关中医如何能被西方理解的版本。这本书所呈现给我们的不只是与证型相关的一系列症状和体征,以及与证型相关的固定处方。取而代之,这本书说明了在诊断与治疗每一步中固有的细微差别。

许多秦老建立起来的最为重要的实践原则在课堂里往往被忽略,然而这些思想在他的著作中和他的弟子中都存在。秦老并没有告诉我们该怎么做,而是教我们该如何思考。

具有讽刺意义的是,这种思维方式几乎与许多西方人对中医的看法背道而驰。在此,秦伯未在系统僵化的趋势下例证了中医思维。他也是一个十分特殊的中医教育传承的一部分。

口头传承的概念一直是人们讨论的话题,口头传承的支持者经常声称他们教的是一种比僵化的方法论更流畅和真实的中医思维方法。值得注意的是,秦伯未本人也深深根植于一个根深蒂固的口头传承传统。他对中医的理解根本上是由他的老师丁甘仁所塑造的,而他自己不断发展的思维模式又传递给了他的弟子,尤其是吴伯平。那些口头教学必须基于对中医文献有一定的熟悉程度,而大多数西方从业者对于这些中医文献常常仅有模糊的理解。要记住几十本医学书是理所当然的。这种将文献和语言进行综合的结果成为了一种实践方法,它产生了深刻的流动性和创造性能力,又与严谨和批判性思维的需求达成平衡。

在这本书中,秦伯未简明而直白的文本通过吴伯平精辟的评注并结合他自己的临床见解进一步阐明。没有其他人比吴伯平更有资格来完成这项任务了,吴伯平是一个现代中医大师,他花了一生的时间把秦伯未的想法变成了他自己的想法。然而这本书最好被理解为秦伯未、吴伯平及 Jason Blalack 三者之间的对话,Jason 对这一医学流派的贡献远远超出了他正确地记录导师的话语与著作的能力,他本人对这些材料的深刻理解是显而易见的,因为这本书的文本是他组织和呈现的。他在书中提出的问题是西方从业者在他们的文化背景下利用这些材料培训时所必问的。用这种方式,他为原生态中医与其在西方的临床实践之间架构起一座关键的桥梁。

　　这本书呈现了秦伯未的一些核心学术思想,它再次鼓舞了我要像秦伯未一样做认真思考的尝试,并以一些显著的方式重塑我的临床。如今,我不再会草率地思考了,我的处方现在更小了,构架更严密了,而临床效果更好一点了,我对中医的喜爱与尊重就更深了。

Charles Chase

2010 年 9 月

原 著 前 言

在介绍秦伯未的原文之前，我想提出一些重要的观点。《治疗新律》是我的老师秦伯未先生基于他的老师——20世纪早期德高望重的名医丁甘仁先生所教授的113种治法所做的关于基本治疗法则的总结。它也整合了《内经》中关于病机十九条的观点以及程钟龄[1]和莫枚士[2]对病因及治疗原则的思考。秦老以中医学的核心理论为基础，从这些资源中总结出了13个辨证纲要和56条基本的治疗策略，从而形成了辨证和治疗之间的关系。中医从业者和学生发现，这本著作由于清晰的编排、易于遵循的概要以及临床实践的取向，具有很大的价值。

在1953年首次出版时，《治疗新律》只印刷了很少的数量，所以以后出现了疯狂的传抄行为。而这些手抄本几经辗转，出错也就在所难免了。从1959年开始，为了能让公众获取正确的版本，秦伯未在《北京中医学院学报》上陆续发表了三篇系列文章（1959年10月，1960年1月及1960年3月）。这一系列文章题为《中医辨证论治纲要》。当时，期刊的发行基本上局限于学院内部的人。但由于公众对这份材料的极大需求，1961年它被转载在《中医杂志》（第1~3期）上。

在接下来的20年里，由于时间的推移和"文革"时期的动荡，秦伯未这本书的原文已很难找到。1988年，我和我的朋友吴大真、王凤岐收集了秦老的原著，并在合适的地方加入我们自己的评注，在《中国医药学报》上发表了题为《秦伯未治疗格律研究》的由两部分组成的系列文章。2003年，吴大真和王凤岐将其改名为《治疗格律》，并把它归纳到了《秦伯未医学名著全书》里。

---

1 程钟龄（1662—1735），又名程国彭，清代著名医家，名传至今。他的书通俗易懂，条理清晰，且非常实用。其最著名的作品之一是《医学心悟》（1732）。

2 莫枚士（1862—1933），清末著名中医学家，以校注中医经典和阐释中医术语而闻名，著有《经方例释》《神农本草经校注》及《研经言》。

　　这本书的书名曾多次变更,这份材料也经历了多次修订和补充。因此,偏离原文是不可避免的。为了保留秦伯未出版作品的最初面貌,本书所选用的版本直接取材于秦老于 1953 年发表的原著。这是已知的最早的版本。而为了防止进一步的变动,秦老的原话则在书里以阴影文字呈现。

　　为了让《治疗新律》更适合初学者临床运用,在 1962 年,正好是我毕业之前的两个月里,秦老师常与我在课外见面,并向我解释文章的含义。他特别解释了他是如何为每一种治疗方法挑选出基本的七味中药以及加减应用。这些信息对理解和应用《治疗新律》中的内容大有裨益。

吴伯平

吴 序

我的伯父秦伯未是当代中医药学领域里当之无愧的大师,是近年来评选出的诸多"国医大师"的授业恩师、导师。

我于20世纪60年代在北京中医学院(现为北京中医药大学)学习之时有幸能够得到伯父秦伯未的耳提面命,我说一件小事情:伯父喜欢记日记,内容大多是读书心得,医案简述,朋友诗书往返之类,数十年不辍。可惜的是在"文革"中被焚之一炬。从此后,伯父既不能也不敢再写日记,唯有在废烟盒的背面记录每天的柴米之费、油盐之需。我从西北回京探望伯父时偶然看到,不解,询之。伯父苦笑着说:我记录这些之时权当是默写《内经》《伤寒论》的文字,只有在这个时候我的内心才特别安宁充实。伯父嘱咐我:临床之余一定想办法多找些经典书籍看看,临床实践与前人典籍相互参究,是中医学成就的不二法门。

如今,我也是年近80岁的老人了,从事中医临床50多年来,从不敢忘记伯父秦伯未的教诲。秦老一生特别善于总结,他于1958年出版的《中医入门》一书,不过万言,居然囊括了中医学的全貌,用现代的、科学的、规范的语言给大家描述了中国中医文化的精髓,至今无出其右者。如果说《中医入门》是中医初学者的入门宝典,那么秦老的《治疗新律》就是中医临床工作者的"肘后宝策"了。这本书是秦老一生临床的精髓所在,也只有秦老这样学贯中西的大家才能有这种堪称里程碑式的著述。

历史是长河,机缘是这滔滔不尽长河中一朵朵美丽的浪花。

吴伯平先生是我的同学,也是秦伯未师的得意门生,与我私交甚密。Jason Blalack是一位颇有成就的汉文化学者、中医学者、中医临床家。他与吴伯平先生亦师亦友,在中医学研究方面互相砥砺,卓有成果。他们在秦老《治疗新律》的基础上引入当代科学线索,与西方医学相互印证从而产生了另一种奇特的光辉。而这本书的翻译者丁一谔先生又是孟河流派丁甘仁先生之后(秦伯

12

未师弱冠即入上海中医专门学校求学,是丁甘仁的得意门生)。因缘际会之下,这本里程碑式的著作得以在近期与中国读者见面了。我双掌合十礼向故去的亲人、在世的朋友致敬。

　　是为之序!

吴大真

2021 年仲春于北京

秦 序

当我看到即将出版的《秦伯未治疗新律》这本由英文翻译成中文的书稿时，心里是十分高兴的。我和丁一谔教授第一次见面是在 2015 年，在纪念丁甘仁先生诞辰 150 周年的纪念会上，他是丁甘仁先生嫡系重孙，他高高的个子、严肃的面容、低沉缓慢的语调，给我留下深刻的印象，从此我们成为了朋友。当时他就告诉我，他正准备翻译"洋中医"Jason Blalack 根据秦老师《治疗新律》拓展的一本书。经过他多年的努力，这本书终于要和读者见面了，这是一件很值得庆贺的事情，对中医的传承和发展起到了推动的作用。

同年底，在上海光大会展中心，我又见到了丁教授，他在会上讲述孟河医派的发展渊源。众所周知，丁甘仁先生是孟河医派四大家中重要的一支，他讲到了丁氏学派，也讲到丁甘仁的学生程门雪、秦伯未、王一仁，同称为"丁门三杰"。

秦伯未先生 1901 年生于上海，在一座名叫"诒谷堂"的宅院中长大，诒谷堂是他的祖父秦笛桥所建，他的祖父是清代名医。出身于医学世家，他从五岁起就背诵《药性赋》等中医入门书籍。1919 年，秦伯未考入丁甘仁创办的"上海中医专门学校"，系统学习中医，深得丁师的器重，与既是学校领导也是师长的曹颖甫、谢利恒等前辈建立了亦师亦友的良好关系。他继承了孟河医派清、轻、效、廉的方药特点，以及"王道医学"的行医风范，在"辨证论治、凡病求其本"的思想指导下，取得了良好的临床疗效，遂成"丁门三杰"之一，也把他祖父秦笛桥开创的"诒谷堂中医"推向了新的高度。

1927 年他与同学王一仁、许半龙、严苍山等共同创办了上海中国医学院，除了常日制班级外，并开办了夜校、函授，历时 20 年。1956 年他调任卫生部中医顾问，并执教于北京中医学院(现为北京中医药大学)。一生培养中医学生数千人，其中吴伯平、余瀛鳌教授是秦老去北京工作后的入室弟子，对秦老医学思想体系的理解较他人更胜一筹。

　　Jason Blalack 是美国科罗拉多州人,曾因自身患病经西医医治无效,使用中医疗法后得以痊愈,于是对中医产生了浓厚的兴趣。他先就读于美国加州圣地亚哥的太平洋东方医学院,后不远万里来到中医的故乡——中国,寻求中医的真谛,在北京经人介绍,拜识了中国中医科学院的吴伯平教授。此后,Jason Blalack 得到吴老多年的悉心传授。在吴老的指点下,Jason Blalack 将秦伯未 1953 年出版的《治疗新律》充实后撰写成英文版。如今,这本书又由英文翻译成中文。中医在中、西方之间如此往复交流,螺旋形提升,更上一层楼。

　　中医已经走向世界,以丁氏后人为代表的孟河医学,正在被全世界的中医学习,为世界人民服务。而这正是秦老 20 世纪 20 年代创刊《中医世界》的初衷。对此,秦老如有知,定会感到欣慰。

　　鸣谢北京中医药大学邱浩教授对此文的大力帮助。

　　简以为序。

上海秦永昃

2021 年 4 月 30 日

译　者　序

　　早在 1929 年，丁甘仁的学生秦伯未启动了一个出版项目。他的远见卓识使他敏感地觉察到大力推广中医的时候到了。于是他成立了新中医社，出版了一本新杂志——《中医世界》。在他的努力下，《中医世界》杂志社成为中医界的一个有名的出版机构。他高瞻远瞩，雄心勃勃。该杂志每一期封面上都印着世界地图，中国为其中心，上面写着几个大字"化中医为世界医"。那时，这听起来像是一个遥不可及的目标。然而，秦伯未晚年时却以新中国的传统中医使者身份出访外国。他还为一些外国政要诊过病，从而得以看到他的宏伟蓝图渐渐地变为现实。在 20 世纪 20 年代，当这个蓝图刚在秦伯未和王一仁等同窗的头脑中雏形初现时，他们就已经有了中医全球化的想法。

　　然后中医走出国门，经历了一条漫漫长路。20 世纪 70 年代美国总统尼克松访华推动了西方的"针灸热"，中医开始走了出去。直至 21 世纪中医药国际化的步伐才大大加快，我也得以有更多机会去国外讲课，传播孟河医学。我的备课基本根据曾祖丁甘仁的《诊方辑要》和秦伯未的《谦斋医学讲稿》。还记得深受国外执业中医针灸师欢迎的关于"湿""痰"的课程很大程度上来自秦老师的文本。

　　2014 年在美国讲学时，我在加州中医药大学图书馆书架上发现一本英文版的秦伯未《治疗新律》。浏览之后，令我爱不释手。这本书是由吴伯平点评，由美国"洋中医"Jason Blalack 编译的。书中高度评价了江南医家，从叶天士、丁甘仁到秦伯未善用轻药的特点，认为他们提出"精、清、轻"的用药特点，不但适合那个时代的患者，也适用现代的患者。回国后，我从秦伯未的《秦伯未医学名著全书》中查到了《治疗格律》（即《治疗新律》）共分十三纲，五十六律，原书不足 30 页，而这本英文书正文部分足足有 280 余页。为这本书作序的是美国的 Charles Chase，他早在 20 世纪 80 年代已经把秦伯未部分谦斋医学的讲稿与医案翻译出版了，书名叫《秦伯未选集》。从 Charles Chase 到 Jason

Blalack 在"洋中医"中已是二代人了。

Jason Blalack 是美国科罗拉多州的执业中医针灸师,他以十分严谨的态度完成了英文版的翻译与撰写,在他写书的那些年间,曾 10 余次来中国学习中医、汉语以及中医文本的翻译,并当面向吴伯平请教,长期以来他与吴伯平建立了亦师亦友的关系。

Volker Scheid(中文名叫蒋熙德)是德国的人文学家、汉学家、中医学者,是我翻译的另一本英文书《孟河医学源流论》的原作者。他在推荐秦伯未《治疗新律》(英文版)这本书时说:"这是秦伯未的作品又一次被翻译并呈现给西方中医师,吴伯平的广泛评论丰富了它的内容,将其转化为如何有效实践中医的指南。作为一本优秀的临床手册,这本书主要是教授一种思维的方法,作为终身学习中医药的基础。"他又说:"据我所知,在英文中医书中没有任何一本书能与之相媲美。单是这一点就足以让这本书成为认真学习的中医从业者的必买书。"

我于 2016 年就开始翻译这本书,但进度甚慢。前年我潜下心来投入翻译工作,随着翻译的进展,我深深地感到由于吴伯平的点评,加上 Jason 的认真编译,这本书更加完美了。

我对本书的认识总结如下:①本书所提供的丰富的临床知识,根植于一个有影响力的中医传统流派——孟河医派。②本书教授一种可仿效的遣方用药基本思维方法,而不牵强地与处方成分或其最初的适应证相联系,从而反映了那些中医临床大家的思路。最终,这种方法开启了在传统教科书中常被忽视的治疗可能性。③介绍了秦伯未处方的特点,它由精准组合的成分组成,且投以小剂。④强调使用炮制的药物,这是我们正在逐渐消失的传统。

在本书的翻译过程中我们确定了以下几个原则:①关于原文:英文版所选用的原文(书中阴影部分)为秦老 1953 年出版的《治疗新律》版本,这是已知最早的版本。本次翻译以英文版原文为主,适当参考了其他版本原文,在文字表述上略有调整,以便于读者学习理解。②关于处方中药物剂量:原文处方中剂量单位为钱或分等,在英文版中,为了适合海外读者的阅读习惯,已改为 g,并按一钱等于 3g 进行换算。本次翻译仍沿用英文版的剂量单位,以便于当代读者的理解和学习。③关于解读和评注:英文版中只对秦老部分原文进行了解读,故有些阴影部分的内容,未有解释,本次翻译亦同英文版。

最后要感谢胡鸿毅教授,作为丁氏内科黄文东先生的传人,在百忙之中完成了部分翻译。吾子丁佐泓在美国从事中医教学与临床 10 余年,不但参与了翻译工作,还在他熟悉中医英语的基础上通过电子邮件经常与我沟通,逐一解决翻译上的难点。

我要感谢上海中医药大学周恩和龙崑老师,他们浏览了我的初稿,帮助我修正了不少错误;还要感谢我的挚友李勇先生将我的翻译文本按出版社的要求进行整理与排版。

是为序。

上海中医药大学附属龙华医院

丁一谔

2022 年 4 月 20 日

原 著 鸣 谢

这本书的出版离不开我亲爱的家人 Kate、Evan、Milton、Marcia、Shannon 和 Bing 的支持。我的妻子 Kate 不仅非常耐心地忍受我因试图解决书中出现的难题而几乎每天都会发出的咆哮，而且她自始至终对本书的阅读和反馈也是无比珍贵的。

我还要感谢那些直接促成这个项目以及将其改善得远远超出我独自作为的人，他们是：Jennifer Alberti，Sarito Carroll，Charles Chace（Chu Xingyan），Andy Ellis，Greg Livingston，Tina Morani，Volker Scheid，Tim Sharpe，Morgan Stanfield，Darren Stone（Wang Huiyu），Warren Sheir 和 Kacey Wardle。

最后，我要特别感谢东域出版社的杰出员工，因为他们对细节给予了令人难以置信的关注，并把我粗略的手稿变成了一部有希望对中医界有价值的著作。医学编辑 Dan Bensky 用他无与伦比的知识和技能帮助我正确描述秦老的原本思想，并督促我澄清和纠正许多表达不清楚的地方。他做了远比这更多的修正工作，而此刻我承认任何错漏之处皆因我所致。

总编辑 John O'Connor 和书籍设计师 Gary Niemeier 则做了一项特殊的工作，把我连串的话语编辑成了这本书。他们的工作异常辛苦，因为要找到一个既能忠实于原文，同时又能让西方读者读懂的版式设计。

目 录

引言 …………………………………………………………………… 1

第一章　痰的治疗律 ………………………………………………… 10

（一）宣散化痰法 …………………………………………………… 14

（二）清热化痰法 …………………………………………………… 18

（三）肃气化痰法 …………………………………………………… 21

（四）燥湿化痰法 …………………………………………………… 24

（五）温化痰饮法 …………………………………………………… 27

（六）清降痰热法 …………………………………………………… 34

（七）攻逐痰积法 …………………………………………………… 36

（八）消磨痰核法 …………………………………………………… 37

第二章　食的治疗律 ………………………………………………… 40

（一）消食化积法 …………………………………………………… 42

（二）攻下食积法 …………………………………………………… 46

（三）助脾消食法 …………………………………………………… 48

第三章　气的治疗律 ………………………………………………… 56

（一）疏利气滞法 …………………………………………………… 59

（二）镇静浮气法 …………………………………………………… 64

（三）升举气陷法 …………………………………………………… 67

第四章　血的治疗律 ………………………………………………… 73

（一）清凉血热法 …………………………………………… 79

（二）温和血液法 …………………………………………… 83

（三）通经祛瘀法 …………………………………………… 86

（四）攻破血积法 …………………………………………… 89

（五）利气散瘀法 …………………………………………… 92

（六）收敛血管法 …………………………………………… 95

第五章　虚的治疗律 ………………………………………………… 99

（一）补肺养阴法 …………………………………………… 105

（二）补益建中法 …………………………………………… 108

（三）补卫固表法 …………………………………………… 111

（四）生津滋液法 …………………………………………… 113

（五）养营补血法 …………………………………………… 115

（六）滋阴填坎法 …………………………………………… 118

（七）固摄精关法 …………………………………………… 121

（八）温补下元法 …………………………………………… 124

第六章　风的治疗律 ………………………………………………… 127

（一）宣肺疏风法 …………………………………………… 129

（二）调和营卫法 …………………………………………… 133

（三）追风达邪法 …………………………………………… 138

第七章　寒的治疗律 ………………………………………………… 144

（一）疏解表寒法 …………………………………………… 145

（二）温运中宫法 …………………………………………… 148

（三）温暖下焦法 …………………………………………… 151

（四）温降厥阴法 …………………………………………… 154

（五）温散表里法 …………………………………………… 158

第八章 暑的治疗律 ……………………………………… 160

（一）宣热祛暑法 ……………………………………… 161

（二）清心涤暑法 ……………………………………… 163

第九章 湿的治疗律 ……………………………………… 166

（一）芳香化湿法 ……………………………………… 171

（二）温燥湿浊法 ……………………………………… 175

（三）下行利湿法 ……………………………………… 179

（四）逐湿利水法 ……………………………………… 183

（五）发汗祛湿法 ……………………………………… 186

（六）清化湿热法 ……………………………………… 189

第十章 燥的治疗律 ……………………………………… 196

（一）润上清燥法 ……………………………………… 198

（二）润中清燥法 ……………………………………… 203

（三）润下清燥法 ……………………………………… 204

第十一章 火的治疗律 …………………………………… 208

（一）宁静君火法 ……………………………………… 212

（二）苦泄相火法 ……………………………………… 214

（三）承制实火法 ……………………………………… 217

（四）宣发郁火法 ……………………………………… 220

（五）潜养虚火法 ……………………………………… 225

第十二章 疫的治疗律 …………………………………… 229

（一）辟秽化浊法 ……………………………………… 230

（二）清瘟荡涤法 ……………………………………… 232

第十三章 虫的治疗律 …………………………………… 236

（一）消积杀虫法 ……………………………………… 237

（二）辛酸苦降法 ………………………………………………………… 239

附录 1　如何使用这本书 ……………………………………………… 242

附录 2　中药炮制 ……………………………………………………… 245

附录 3　名词解释 ……………………………………………………… 247

引　言

在 2007 年的春天,我问我的老师吴伯平医师:"您认为哪本书最值得我翻译成英语?"他想了一下,走到身后的书架上抽出一本用磨损的布包着的破烂的平装书——那就是 1953 年原始版的秦伯未《治疗新律》,这本书实际上在"文革"期间已经消失了。

吴伯平是秦伯未医师最著名的学生之一,他相信这本书是老师的杰作。当我把这本书通读一遍后,我意识到没有这样内容的英文书存在,我开始理解为何吴老师如此热衷地希望该书"复活"。

这本书是一本中医临床手册,由 56 个核心治疗方法组成[1],它汇集并综合了中医学最重要的概念。对每一个治疗方法,秦老列出了关键诊断标准和一个典型的由七味药组成的处方。吴伯平老师说:如果你能理解得了这些法则,你就能治疗在当代诊所里可见的大多数疾病。它确实是一个非凡的知识宝库。

秦老是一个非常明智的思想家,他特别注意细节。他开出的核心处方十分精确。他不但根据中药的相互作用十分仔细地选择处方中的用药,而且特别关注它们的炮制。他写这本书的目的之一是说明关注这些细节会明显改善临床效果。

中医书的文本倾向于十分简洁,常需要进一步解释,这本书也不例外。秦老花了许多时间向吴伯平老师解释了其中复杂难懂之处,并加上注释以充实原文更深层的含意。在过去几年中,吴老师不仅教授了我书中的内容,而且还根据他差不多半个世纪以来应用秦老这些思想的临床实践经验进一步加以评注。吴伯平老师不厌其烦地回答了我似乎没完没了的问题,而这些正是我努

1　译者注:虽然正确的术语是中医的一个重要问题,但在本书中,我们在一定程度上将术语"原则"与"方法"互换使用,因此 56 个核心治疗方法一般理解为治疗原则,因此这两个术语都被使用。

力想把书写得清晰、精准、易用所必不可少的。

吴老师通过广泛的评注，将秦老的核心原则转化成如何熟练地在实践中应用中草药的详尽描述。因此，这不仅仅是对重要历史文本的翻译，还是一本操作手册，里面都是临床的精华，能使你有更深刻的理解。因此，这本书的潜力远远超出了它作为开具有效处方及处方加减应用的参考。

最终，这本书教给我们一种思维方法，使一个中医从业者能准确地诊断并开出个体化精确的处方，而不只是治疗一个疾病，这是中医学的一大优势。本书旨在训练从业者能清晰地、有逻辑地、灵活地思考。因此，它不仅可以作为一个有经验的中医师十分宝贵的工具，还可以为那些开预备处方或那些发现自己只会本能地为 Y 疾病（或 Z 证型）开出 X 处方的中医从业者架起一座很好的桥梁，使他们变成更熟练的能开出定制处方的中医师。最后，因为这本书最终目的是传授一种思维方法，它可以作为我们终身学习中医精准用药的基础。

这本书有几个方面使得它独具一格，值得进一步讨论。

1. 治疗方法是处方的基础

本书的写法不同于绝大多数西方的临床手册，它不是以疾病与主诉，如头痛、痛经来划分，而是代之以病因、病机与治疗方法来组织。每个章节对应一个病因（如"痰"）或者一个病机（如"虚"），然后都包括了若干治疗该问题的治疗法则。秦伯未从经典的中医理论与方剂中提炼出这些治疗法则作为样板，让临床医生能仿效如何透过一张处方来展开临床思维，而不是纠结在死记硬背它的组分与适应证上。它们提供了诊断与组方中每一味中药的重要联系，使临床医生有能力灵活地思考、修正经典的理论与方剂，来适应现代的患者。利用这样的治疗法则能有机会将中医的水平提到一个更高的层面，读者能效仿许多中医大家的临床思维，最终理解如何来应用这些治疗法则。同时我们还有可能学到一些在当今中医教科书中被忽略或摒弃的疗法，它们为理解那些异乎寻常的、存在于两种证型间或包含在多种证型中的问题提供了临床基础，这种方法使得中医学的精髓更加明朗，更具体化。

2. 简明、温和、精确的处方建立在明确的诊断基础上

秦伯未属于孟河医派（1626 年至今），他受到许多闻名于世的名医大家的

影响,包括他的恩师丁甘仁和吴门医派的大家叶天士。这些中医擅开小方,用小剂量、作用和缓的药物。因此秦老在书中所列出的处方也是轻、清、简,特别适合现代患者。每一张由七味药组成的方子是根据一个或更多近代之前的方剂筛选出来的,其中有些方剂组方还是相当大的。秦老从中精炼出基础的药味,创造出十分简练而优雅的方子来实现预定的治疗目标。这些经过深思熟虑的方子既能用其全部又可作为另一处方的构成要素或组成部分。书中的点评能让读者理解此方子是如何构成的,并进一步解释这些药味间的相互关系。这样的方法使我能关注到如何评估每一味中药以及只选择那些对独特临床问题有重要作用的药物。

要成功地用好这些治疗法则,需依赖精确的诊断。秦老对每个病因提供了关键的诊断标准。举个例子,他指出了病因所在位置精细的差别,如湿在上焦、中焦与下焦,在经络与隧道(经络深处的通道),在肌肉与肢节,在皮肤,在气血,在肺、脾、肝、肾,入腑、入脏。吴伯平老师又根据他丰富的临床经验围绕着疾病的临床面貌与治疗策略进一步加以评注。

只有当医生有了准确的诊断,才会有精准的处方。只有对疾病的本质有了明确的认识,才会有相应的治疗。

3. 中药的鉴别与炮制

要学会如何精准地开具处方,必须要熟知中药的性能,这样就使医生有能力挑选一味药来替代 2~3 味药,然后才会有小处方。书中有大量关于如何辨别同类中药的讨论,特别是一些中药的炮制方法,因为炮制能改变一味中药的药性。我们注意到秦伯未、吴伯平两位医师在处方中应用了很多特殊的炮制药材。例如他们用制大黄来替代生大黄,在不同的情况下,它们能产生不同的、深刻的临床影响。

应当注意的是,我们用的中药一般来自美国的供应商。它们中许多已经炮制过,但是未曾标出。例如何首乌在美国绝大多数是制首乌而不是生首乌。当你在处方中开具白扁豆时,药店通常配的是炒白扁豆。然而,有时炮制也不明显甚至导致混淆。香附通常都是炮制过的,但是炮制的方法根据供应商用的材料不同而不同。有的用煨,有的用砂炒,或者与黄酒和米醋同煮之后晒干。因为临床的效果受药材的炮制影响,而有时药材的标记也不易懂,因而你需要先问清你的供应商。附录 2 列出了在美国最常用的炮制方法与一些在书中出现的关键炮制药材。

4. 这是一种综合,而不是汇编

本书最为重要的,且与众不同的特点是将贯穿中医学历史中的中医核心理论进行了总结。秦老以其个人经验和理解对大量的素材进行过滤,为中医实践提供了一个非常清楚易懂的系统。书中罗列的方子是秦老用 20 年时间累积下来的。虽然所有的方子都能在经典与近代中医学中追根溯源,但是它们已随着医学知识的发展与秦老个人的临床经验而改变。举个例子,对调和营卫的桂枝汤,他制订了一个新版本,使它在临床应用中更灵活有效。

特别有趣的是这本书内容的更替与发展都渗透了秦伯未个人的思想与思维,它不同于有许多作者的方剂汇编。虽然这种百科全书式的汇编也是有用的,但是在中医发展过程中,由于理论想法的变化、临床实践的分歧,使得难于形成一个较为一致的思维方法。举一个例子来说明,在典型的中医教科书中临床医师会发现五种治疗外感风寒的方子,这些方子可能让那些临床经验丰富的读者都难以读懂。不同时代的医生总是对病机与各种中药的功效这两方面有不同的看法,他们各自设计出的方子自然有明显的个性,结果后学者发现他们无法有效地分辨这些方子,在临床实践中更不会变通地应用它们。秦伯未整理了各个中医流派的思想,他发展制定了一个统一的系统来解决各家的分歧。他的方子根植于传统,又渗透了其所属中医流派的经验以及他博览群书所收获的知识。例如,他可以在治疗温病(概念)的方子里,又并入了伤寒经方。本书中的那些原始方子能让读者追溯他的临床思维过程。

以我的经验来说,追随单一的学者来训练中医的思维是十分有价值的。例如,去探寻秦老如何重复使用一个单味药、药对或小复方,他如何开具处方(中药的数量和剂量),他又如何运用独特的炮制方法来微调自己的处方,以及他如何来诊断,这些为我们了解他的临床思维过程打开了一扇窗户。这将使我们获得比仅仅一个“合适”处方更多的知识。进一步来观察这种持续性:坚持探究一种思路,不仅把我们带回到中医传承体系之根本,而且在我们这个不断膨胀的信息世界中是极其有用的。手头掌握成百上千个毫无关联、基本上随机的处方,有时只会使我们的思路更加模糊不清。

本书所呈现的内容,让临床医生能牢牢扎根在非常灵活的方法学上,帮助我们认识中医学的无限潜力。

谁是秦伯未?

秦伯未(1901—1970 年)被视为 20 世纪最举足轻重的中医大家、中医教育家、作家集大成者之一。他自幼随父学医。他的祖父、父亲、伯父和妻子均是中国卓有成就的中医。

秦伯未出生于上海市,1919—1923 年进入名医丁甘仁创办的上海中医专门学校学习。作为他们班的尖子生毕业,秦伯未很快被公认为是丁先生门下最有成就的学生即"丁门三杰"之一。另外,他还是经方名医曹颖甫的学生。秦伯未在中医妇科和《内经》的研究方面也有很深的造诣。因为他对《内经》这部经典的热爱和其背诵原文的能力,他享有了"秦内经"的美称。毕业后他创办了中医函授课程,并担任了《中医世界》杂志的主编。他一生创建、管理并任教于中国多所医学机构,包括上海中医学院和上海新中国医学院。据估计,他教过 5 000 多名学生,他的原始资料也大受欢迎以至于他的学生后来将其汇编成许多教科书。他在医院、学院、大学、出版社甚至政府中担任过许多职务。在 20 世纪 50 年代,他调至北京担任中央卫生部中医顾问。秦伯未因其临床技能和治疗白血病、血友病和重症肌无力等复杂疾病的能力而闻名于世。他治疗过许多政府要员,甚至还有国外的领导人。秦伯未有论著 60 余部,论文数百篇。他的第一部著作《清代名医医案精华》写于 1928 年,至今仍然受到高度重视。他尤其擅于把古典医籍中复杂的理念和矛盾作为基础,然后以清晰、简洁、系统的形式呈现出来。他所做出的重要努力之一就是收集不同流派名医的理论,创造出可以实际应用于临床的法则。在这一点上来讲,他是一位伟大的有思想的中医大家。他特别喜欢的一个经典成语是"由博返约"。秦老把这句成语亲手写下来赠予我的老师吴伯平,而后吴老又将其转赠给我。这句成语字面上的意思是"从广博出发,归于简约",也可以进一步阐述和理解为"做学问的人从广博出发,继而务精务深,最终达到简约"。现在这幅字被挂在我家里办公室桌子的后上方。

由博返约

秦老不依附于任何单一的方法论或思想流派，而只寻求有效的且实用的方法。虽然他在中医典籍方面有着很坚实的基础，也认为中医应该牢固地建立在古代智慧的基础上，但他告诫不可过于死抠这些文本中的字眼。秦老认为中医有其自身独特的科学精神。虽然他是中西医结合的倡导者，但他认为中医学的模式应该在这种结合中起主导作用。因此，当原卫生部要以西医为指导整合中医药与现代医疗体系时，秦老和其他四位名中医发表了意见，直面此问题。他们主张重视研究中医经典文献和使用比较传统的学习方法。这些努力最终失败了，因此我们现在所学习的中医缺少了很多秦老认为非常重要的基础。

秦老在对中国医学史上最重要的思想进行系统化和综合整理方面所做的努力与贡献，形成了我们今天所认为的中医的基石。秦老的许多重要思想并没有能转化到中医教科书中。例如，他的代表作《谦斋医学讲稿》，在"文革"中被毁，后来仅粗糙地重组出版了一下。

虽然秦老时时刻刻浸染在中国医学里，但他坚信要发展高水平临床实践，广泛的教育和生活阅历非常重要。就像他的老师丁甘仁先生那样，他要求他的学生们牢记许多古代哲学著作，特别是孔子和孟子的著作。

秦老也是一位颇有造诣的书法家、艺术家和诗人。在他的一生中，他发表过相当多的诗词，其中一首可见于下文。对于秦老来说，丰富的生活阅历对他成为一位优秀的医生至关重要。他的书法、诗词、绘画作品可见于本节最后。

秦老发表的一首七绝是这样写的：

死去原知万事空，生前殁后此心同。

待到国医振兴时，家祭勿忘告乃翁。

当我们阅读这首诗时，需要理解它的背景和历史色彩，才能充分地欣赏这首诗。尽管对这首诗的全面解析超出了本文的介绍范围,但值得注意的是,这首诗有部分是以宋朝著名诗人陆游的名诗《示儿》为基础创作的。这表明了秦老与延绵不断的中国文学传统之间的联系。秦老还特意指出了他对国家的承诺、与时俱进的精神,同时宣告了他对医学的热爱。因此,吴老师和我选择了这首诗,因为它体现了秦老对诗歌、医学和国家的爱。

我想用秦老最喜欢的一句名言来结束这篇简短的传记,那就是"活到老,学到老"。

谁是吴伯平?

吴伯平于 1935 年 6 月 20 日在上海出生。吴老除长期跟随秦伯未学习之外,还曾跟随 20 世纪许多其他名医如赵炳南、任应秋、朱颜学习。1962 年,他作为北京中医学院(现为北京中医药大学)第一届毕业生毕业。

在他近 50 年的中医生涯中,他走遍世界各地教授中医,在多所学校里担任要职,例如原浙江中医学院(杭州)、原中国中医研究院(北京)、美国西雅图中医学院、中医药研究所(伦敦)、欧洲中医学院(慕尼黑)。此外,他还参与了许多研究项目,并参与编辑《浙江中医杂志》等著名期刊。他目前居住在杭州,直到最近还在那里继续忙于接诊患者。

虽然他是举世闻名的教师,但我更坚信他的真正才华是在临床方面。他的临床方法继承了如秦伯未、丁甘仁以及叶天士等名医的衣钵。换言之,他喜欢用小剂量、轻清、温和的药物来治疗疾病。他擅长于治疗疑难杂症,如自身免疫性疾病和皮肤病。吴老不仅以其卓越的临床成果而闻名,他在对中医学的深刻理解以及如何在临床上运用这方面更是闻名遐迩。吴老与他的导师秦伯未先生很像,他也拥有用简单的方式解读复杂问题的不可思议的技巧。这一点,再加上他与秦老密切的个人关系,使他成为了为秦老的原稿提供临床评注的最理想人选。这本书里的评注除了一小部分取自秦老其他著作之外,其他都是由吴老提供的。此外我们用了相当长的篇幅来说明秦老和吴老的临床思维过程,而不是仅仅列出中医治疗特定证型的方剂。因此,吴老的评注在此书中起了非常珍贵的作用,它既解释了秦老的思想又使其更切合实际。

本书的结构

这本书是由两个相互交织的部分组成的。首先是在阴影背景下呈现的秦老的原稿。其他部分，即非阴影部分的文本是评注，要么来自吴伯平[2]，要么是从秦老其他书籍中借鉴的资料。

在这十三章的每一章开头都是阐述基本病因／病机（如痰、湿、气等）的重要观点，也是这一章的主题，如病因、病机、主要症状和诊断标准。章节的其余部分则按照应对病因、病机的治疗方法进行编排。

对于每一种治法，秦老的原文可分为三个主要部分。首先是治法的标题，例如"温化痰饮"。这是重点，在你阅读其余部分时也要牢记在心。接下来就是我们所说的"律征"。这部分通常由病因病机（证型）和最常见的临床表现构成，例如："脾肾寒痰上逆，气急痰饮。"最后，秦老针对治法开出自己的中药处方。

与后面的评注内容相比，秦老的原文相当简洁。通常情况下，中医文稿都非常精练，给读者留下的是更多的问题，而不是答案。秦老的文稿也不例外。我认为这是一种别有深意的特点，十分有利于培养一个人的思维方法和解决问题的能力。然而，许多西方人就会觉得有点沮丧，他们常常需要更详细的解释。因此，随后的评注提供了一个更全面的阐述，包括临床表现（其他症状和征象）、病因、病机、治疗原则，中药是如何与以上这些关联的以及处方加减。穿插在文稿中的是吴伯平老师的临床经验和诀窍，在他几十年的临床实践中，他发现这些经验和诀窍在应用这些方法展开治疗时甚为重要。在问答部分和附录当中都有进一步的阐释。每一部分还包含了对推荐处方的方药分析。这与标准的中药学条目不同，因为它更加注重与处方组成相关的信息。因此参见本书的其余部分可能会很有用，因为可用相同的中药来进一步完善自己对秦老和吴老使用既定中药的理解。关于如何使用这本书的更多提示，读者可参考附录1。

2　吴伯平老师的资料来自其近年来的讲座、私人谈话和电子邮件。

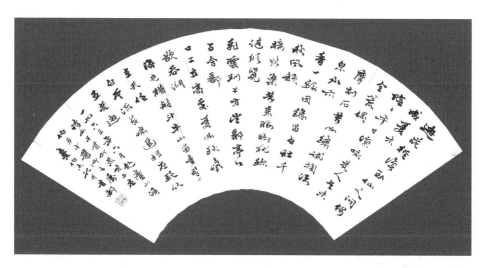

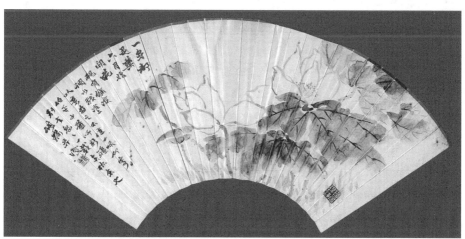

秦伯未先生的书法、诗词、绘画作品

第一章

痰的治疗律

【来源】

• 痰乃津液所化。

【起因】

• 多因风寒湿热之盛,七情饮食之郁。

【机制】

• 以致气逆液浊,变成多量稀黏之汁。

痰生成的机制基本上是气机的阻滞导致津液的停滞与凝结,进而造成正常水液代谢的病理性转化,形成了痰。任何能造成气机(和水液)停滞的病因都有可能产生痰,这包括六淫、内伤七情与饮食之患。例如,饮食不节导致饮食停滞,造成气(与津液)停滞而形成痰。又如,正常的肺气由于受到外邪(如风寒)的侵袭,引起肺气不宣,从而导致痰的产生。

【病位】

• 或吐咯上出。

痰可以通过呕吐或咯吐向上排出。病位在胃为呕、恶,病位在肺为咳痰、吐痰。

• 或凝滞胸膈。

痰可以凝阻胸膈。

- 或留于肠胃。

痰可以留聚胃肠,表现为异常的肠鸣、腹泻、恶心、呕吐,或者胃痛。

- 或客于经络四肢。

痰可以客于四肢经络,可涉及筋、肌肉、关节,表现为腕管综合征、痹证、脂肪瘤、淋巴结节等病症。

- 随气升降,遍身上下,无处不到。

痰可以随气上下,遍布全身,无所不至。

【病证】
- 为嗽,为喘,为呕,为恶,为痞隔壅塞[1],为眩晕,为嘈杂怔忡[2],为心悸,为癫狂,为寒热,为痛肿。

痰可以是实质的、可见的,像咳嗽吐出的痰;或者非实质的、不可见的,如导致哮喘之痰饮。

其他与痰有关的疾病表现包括癫痫发作、精神障碍、水肿、肿胀、不孕症等。本质上任何疾病都可能会有痰这一致病因素,特别是那些难治的疾病,在这种情况下还应该考虑到血瘀,中医把痰与瘀结合的病理情况称为痰瘀交阻,且认为"痰瘀同源"。举个例子来说,通常被认为是与血瘀有关的子宫内膜异位症,也常与痰结合在一起。这种情况下祛痰的中药胆南星、皂角刺和制半夏应该考虑使用。

【见症】
- 或胸膈辘辘有声。

---

[1] 这种病十分严重,什么东西都不能通过咽喉和食道下咽,可由食道痉挛或像胃癌一样的病症所引起。译者注:"隔"来自《素问》,意思是指阻塞不通。它是一种疾病名称,定义为:饮食不能下行,而成便秘。

[2] 这是一种与情绪刺激无关的严重心悸。

胸膈区域可有气过水声(辘辘之声)。

- 或背心一点常如冰冷。

是指后背上部正中有一点常觉冰凉。另外,如果后背受了凉会出现板紧与抽紧的感觉,而这种感觉常会先于哮喘发作,通常是因寒湿或痰饮引起。许多慢性气管炎的患者背部这个位置对寒冷或潮湿极其敏感,常常伴有虚证。

- 或浑身习习如虫行。

是指全身皮肤有蚁走感。

- 或胸臆间有二气交纽。

二气是指正气和邪气,两者相搏交织上行至咽喉。临床可表现为吞咽困难、胸痛、梅核气等。

- 或身中结核,不红不肿。

皮里膜外结核不红不肿。它们可以是扪及的肿块、痰核或脂肪瘤,可以发生在躯干与四肢,也可发生在子宫和卵巢如子宫肌瘤、多囊卵巢,治疗这些病症的关键中药包括皂角刺、胆南星、竹茹、陈皮、制半夏。

- 或颈项成块,似病非病。
- 或塞于咽喉,状如梅核。
- 或出于咯吐,形若桃胶。
- 或四肢硬肿麻木。

还包括"不安腿综合征",它的表现通常不是疼痛或者灼热感,但是腿部会觉得莫名不适,需要敲打、抖动腿部。

- 或胁梢癖积成形。
- 或骨节刺痛无常。

这是由于痰导致气血凝滞,进而引起疼痛。这表明刺痛不一定是由于血瘀所致,在种情况下我们应该用化痰的方法而不是活血化瘀就可以解决。我们知道血瘀引起的疼痛是固定的、慢性的刺痛,通常在夜间加重。

- 或腰腿削酸无力。
- 或吐冷涎绿水黑汁。

这是指吐出黏唾、食物、胆汁、脓液,可混杂有血液。这是一种有奇怪颜色的液体,通常是黯绿色而不明亮的。

- 或梦烟火剑戟丛生。

通常说热痰引起的梦常有火,而寒痰引起的梦含有水、沼泽地或蛇。这有时会很重要,因为梦能在症状表现出来之前提示疾病病理。临床还需结合其他症状、体征来确认疑似的疾病。

- 或腹中作泻,或二便时夹如脓汁之物。

黏液或似脓的物质混在尿或粪便中。

妇人不正常的阴道分泌物也可代表痰。

【兼症】
其他关格不通,走马喉痹,齿痛耳鸣,瘰疬瘫痪,妇人经闭带下,小儿惊风搐搦,甚则无端见鬼,似祟非祟。

其他由痰邪阻滞引起的症状包括关格不通、走马喉痹、牙痛、耳鸣、瘰疬、瘫痪、闭经、带下病、小儿惊风、手足抽搐。甚至如果情况严重,患者会经常产生幻觉,甚至出现类似一些精神疾病的表现。需要说明的一点是,这些精神症状是由痰引起的。

走马喉痹可见于严重传染性疾病如猩红热,以咽喉肿痛、吞咽不利为主要表现,伴有高热。它通常是一种急症,病情来势凶险,进展迅速。

【治法】

治痰八律:宣散、消化、肃降、燥湿、温化、清降、攻逐、消磨。

对痰而论,不外清、降、润、消四字。

对脏而言,为保肺滋液,培脾化饮,补肾归脏。

(一)宣散化痰法

外感风寒,咳嗽痰涎

| 苏梗叶各 4.5 克 | 炒牛蒡 4.5 克 | 陈广皮 4.5 克 | 嫩前胡 4.5 克 |
| 光杏仁 9 克 | 苦桔梗 2.4 克 | 生姜 2 片 | |

评注

其他症状

- 大量稀白痰,有时稍稠
- 怯冷恶风
- 寒战
- 发热
- 咽痒或痛(发紧、无烧灼感、不干)
- 剧烈头痛,受凉后加重
- 脉浮紧
- 苔无特殊或薄白润苔

讨论

临床表现为开始时有头痛、咽喉疼痛,数日后病邪入肺导致周身不适、咳嗽、白痰。

病位:病邪客于表,病变位于肺。

治疗原则:辛温解表除风寒,宣肺止咳化痰。

中药分析

总结

- 苏叶、前胡、炒牛蒡子、桔梗和生姜均能宣散。
- 陈皮和紫苏梗主要理气。
- 杏仁和前胡能使肺气下降。

个药特性

- 苏叶、前胡辛散风寒并宣肺。
- 苏叶疏散解表,也能化上焦之痰,另它能入脾、芳香化浊治痰。因此,它适用于外感风寒伴有痰湿相对较重的情况。
- 前胡引肺气下行、止咳化痰。它特别适用于严重的咳嗽,在方中也是个关键药。
- 苏梗行胸中之气,有助于祛痰湿。
- 杏仁辛温宣肺,降肺气、理气,化痰止咳,入药时必须捣碎。
- 桔梗有开、散、升的特性,能祛痰。临床推荐桔梗用小剂量是因为桔梗有升的功能会致恶心、头痛。
- 炒牛蒡子味辛宣肺化痰、逐痰、能疏散风邪。牛蒡子为凉性至平性,它能用于热性或凉性的病证。炒制之后使其变成温性,也减轻了它的滑性,该炮制方法对于它用于治疗本证型是重要的。
- 陈皮辛温入肺经,理气化痰,它对治疗咳嗽、痰多有好处。
- 生姜辛温散,能解表驱逐外感风寒之邪,它也能化痰止咳,尤其适用于严重的外感风寒证,伴恶心,同时有大量白色泡沫样痰时。此处我们不能轻易舍去生姜,而用干姜。尽管后者能温肺,然而它的主要作用还是温里,特别是温脾。此处用炮姜代替生姜也不恰当,因为炮姜味苦而生姜味辛。

　　秦老的处方是基于杏苏散的加减。

杏苏散

来源:《温病条辨》(1798)

紫苏叶 6 克	前胡 6 克	杏仁 6 克	桔梗 6 克
枳壳 6 克	橘皮 6 克	茯苓 6 克	制半夏 6 克
生姜 6 克	大枣 2 枚	甘草 3 克	

秦老处方加减

头痛(一般性的):薄荷 2~3 克　蔓荆子 4.5 克

头痛(额部)、鼻塞:白芷 4.5 克　菊花 4.5 克

头痛(巅顶、后头):藁本 4.5 克

咳嗽伴恶心:炒枳壳 4.5 克

喉痒:蝉蜕 1.5 克　胖大海 2 枚

胸部满闷:枳壳 4~6 克

大量浊痰:制半夏[3] 4~6 克　茯苓 6~9 克

问题

1. 如果咳嗽严重能否加入止咳的中药枇杷叶或款冬花?

加入这些药是错误的,它们能控制咳嗽但不能针对根本的病机进行治疗。很简单,通过疏解表邪,咳嗽会自然消退。此外,用这些药反而会使外邪迁延,使痰难以消除。

2. 如果止咳的中药在这个治疗中不合适,那么秦老为什么还要用前胡呢?

前胡的独到之处在于它不仅能降肺气而止咳,还能祛除外邪。这就使它成为有效治疗风寒袭肺初期阶段的中药。

3. 许多人认为前胡属于凉性的药物,那么秦老为何选择它用于风寒证的治疗?

无论认为前胡是平性的还是凉性的,此处主要是利用它的发散功效,秦老

3　此处最好用姜半夏。

说在杏苏散里前胡能祛除风寒。

4. 制半夏是杏苏散里的一个成分,为什么秦老在处方中把它去掉了?

虽然半夏能化痰、治咳嗽,但它主要作用于脾胃,无祛除外邪之效。而此处病因即风寒,在这里它是形成痰、导致咳嗽的根本原因,因此此处用半夏不能解决病因。我们用药应关注既能作用于肺又能祛除外邪的药味。另外,方中已有足够多的化痰药。

5. 如果患者既有痰又有润苔,能否加入像佩兰、藿香那样的芳香化湿药吗?

尽管藿香、佩兰能用于外邪引起"湿"的症状,但并不适于风寒证。它们常用于解决因"湿"而非痰导致的病证。

6. 针对出现痰多的情况是否应当考虑治脾?

对于出现痰多的情况,我们应该想到已经病及脾了。但这并不是我们这里讨论的证型,治湿的中药如藿香、佩兰或健脾的中药不应该包含在方子里,我们应该关注治疗风寒外邪,因为是它导致了痰的形成。我们在方子的加减中看到辛味的制半夏能帮助消除大量吐痰的情况,特别是当它与紫苏叶合用时。

7. 除了止咳之外,是否还有其他的原因要在此运用降肺气的中药?

通常肺气肃降,但是当病邪抑制了肺的正常气机,肺气受阻致肺失肃降,会导致许多症状包括胸闷、咳喘、气短、尿频、浮肿以及其他脏腑的气机紊乱,用降肺气的药,还能改善这些症状。

8. 除了降肺气之外,是否还有其他止咳方法?

有的,在这张方子中不仅仅是降肺气以止咳,也可灵活地少用一点降肺气药,多用一点宣肺药,来建立起正常的肺气运动,同样能止咳。我们注意到药对(桔梗与杏仁),它们的功能是相辅相成的:一升一降。这个有用的药对能恢复正常的肺气功能。此外,方中诸药有使肺气肃降的功能,也有与之互为补充的宣肺功能。

(二) 清热化痰法

痰热恋肺,口渴咳嗽

霜桑叶[4] 4.5 克	枇杷叶 9 克	甘菊花 4.5 克	瓜蒌皮 9 克
嫩白前 4.5 克	川象贝各 6 克	大荸荠 2 个	

评注

其他症状

* 痰黏不易咳出(也可能是燥痰)。
* 轻微的发热。
* 轻微恶风(无寒战)。
* 微汗出。
* 口干,咽干或咽喉灼痛(不是喉咙发紧)。
* 头部钝痛,体内任何加重热与痰的因素都会加剧头痛(例如进食甜的和黏腻的食物)。
* 脉浮、促[5]、洪、数。
* 苔黄且干。

讨论

病位和证型:此病病位在肺。是里证,而非表证(详见以下分析)。

病因:这个证型可由以下原因导致:

(1) 外邪入侵:通常由于风温、风热袭肺,或风寒袭肺转而化热所致。在这两种情况下,表证都已转化入里。

(2) 内热产生:内热的产生可能是由于体质偏热,且会因饮酒或食用热性的食物而加剧。在这种情况下,通常都会有内热的慢性症状。

4　秦老使用的是霜桑叶,这是指在初次霜打后采收的桑叶。而现在西方所用的桑叶大都是平常的叶子与老叶子的混合。传统意义上的霜桑叶比混合的桑叶疏散作用弱,性更凉,而润性则更强。

5　促脉的详细解释可参见附录 3 名词解释。

这不是一个十分严重的病证。

治疗原则：一般来说，对于风温初期所致的痰热阻肺，应以清宣为主。日久肺热加重，可用清肺泻肺，配合清气化痰，便形成了这个治疗法则。随后的治则应以润肺养阴止咳为宜。

中药分析

总结

凉性药：除了白前外，方中所有中药都是凉性的。

润肺药：包括桑叶、枇杷叶、川贝母、瓜蒌皮、荸荠和白菊花。

止咳药：包括枇杷叶、浙贝母、川贝母、瓜蒌皮和白前。

个药特性

• 桑叶微辛，微苦，微甘，质轻，是祛风热、清热之良药，尤长于清利头目，亦有养阴润燥之效。

• 白菊花甘、苦，清肺热，育肺阴，也适用于口干。

• 枇杷叶味苦，清肺热，化痰（稀释痰液，降低其黏稠度），降气止咳。"蜜炙枇杷叶"可用于治疗后期的咳嗽。

• 浙贝母和川贝母都有清肺热、止咳化痰之效。浙贝母长于驱邪外出，宣肃肺气，多用于表证；川贝母长于滋养肺阴，多用于疾病后期。若用汤药送服川贝粉，可将原来的 6 克改为 3 克。

• 瓜蒌皮清肺热，宣肺气，化痰润燥生津，使痰液润滑，更易咳出，从而达到止咳的效果。另外，它还可通过利肺气、软坚通便来疏通大肠。

• 白前性平，降肺气，止咳养阴。用于慢性期外邪已解者尤其有效。（详情参考本节问题 5）

• 荸荠味甘，性微寒，清热化痰，用于咳嗽、咽痛尤效。因其质润，可润痰生津，有助于痰液排出。煎煮时，应将其切成小片。若没有荸荠，可用清水荸荠罐头代替，或者也可用 20~30 克鲜芦根、6~9 克干芦根或 1 个梨的皮（洗净切片）代替。

上方煎煮 10~15 分钟即可。

秦老的处方是基于桑菊饮的加减：

桑菊饮

来源:《温病条辨》(1798)

桑叶 7.5 克	菊花 3 克	连翘 4.5 克	薄荷 2.4 克
桔梗 6 克	杏仁 6 克	芦根 6 克	甘草 2.4 克

秦老处方加减

头部钝痛(太阳头痛——后部和两侧):薄荷 3 克　蔓荆子 4.5 克

剧烈咳嗽(尤其是急性期):前胡 4.5 克

带腥臭味的黄脓痰:鱼腥草 6 克　白花蛇舌草 9 克

咽干咽痛:玄参 6 克　挂金灯[6] 3 克　木蝴蝶 1.5 克　凤凰衣[7] 1.5 克　蝉蜕 2~3 克

病情加重出现高热或咳嗽胸痛:

泻白散(桑白皮、地骨皮、甘草、粳米)10 克(包煎)　黄芩 4~6 克　知母 6~9 克　石膏 9~12 克

问题

1. 若此证非外感,为何还可用桑菊饮加减?

虽然秦老的方子是基于桑菊饮加减的,但在这里并非用于解表,因为此证病位在里。这在秦老关于枇杷叶和白前的论述中可见一斑:他说这两个药仅可在表证已解之时用来止咳。例如,枇杷叶在外感初期不用,因其有敛邪之弊。

再者,在原方中秦老选用了比桑叶散邪能力更弱的"霜桑叶",就是因为此药多用于里证。与方中其他药物相合,桑叶更侧重于清热,而非解表,轻疏风热,又兼生津,正如叶天士所认为的"病在上焦,用药宜轻"。可以说此方之功效介于桑菊饮和清气化痰丸之间。

6　挂金灯(锦灯笼)入肺、肾,清热解毒,它能清肺、利咽,并帮助利尿。常用于治疗痰热咳嗽伴有咽喉肿痛及小便淋漓作痛。

7　凤凰衣是鸡蛋的膜,与木蝴蝶有相同的作用。它味甘、淡,性平,入脾、胃和肺,用于外感咳嗽、喘息、喉咙痛、失音、发音嘶哑等。患者可自备此药。例如,让他们煮 1 个或 2 个鸡蛋,去壳,用壳内白色的膜。

2. 若表证未解,可用此方否?

可用。但是需去掉枇杷叶和白前,以防敛邪,桑叶仍可使用,具体参照上一问题。

3. 浮脉不是表证的体现吗?

浮脉通常都提示表证,但在此证中,浮脉提示的是上焦有热。对于浮脉的出现,我们应该结合整体的病情来考虑。若有表证应优先解决。在此证中,病邪位于肺,但也可能同时在别处,比如在表。如果此证是因风热之邪(而不是内热产生)所致,很可能会留有表证未解,这就需要明辨症状和体征来确诊了。

4. 如果上述两种病邪都可以用同样的方法治疗,那辨明病因是否还重要?

能够考虑到何种病因致病才能更好地遣方用药。举个例子,咳嗽有痰者,因为常过食油腻而致病,则在方中加用如莱菔子这一类的药,并且减少解表药的用量;咳嗽有痰者,仅因为外邪入里化热所致,则可加一味祛风药或者用桑叶代替霜桑叶,并加重剂量;再有体质阴虚内热者,则加白薇、玉竹、玄参。然而,上述几种情况中,我们一定是要看到与病因相关的表现才能进行加减。

5. 秦老为何用白前代替前胡?

前胡长于疏散外邪,故用在急性外感时效佳;白前更为性润,用于慢性期更佳。此外,白前是一味治咳良药,与款冬花、百部配伍治疗慢性咳嗽疗效更著,前胡则不然。

(三)肃气化痰法

肺寒痰凝,气喘痰饮

| 旋覆花 4.5 克 | 仙半夏 4.5 克 | 炙苏子 9 克 | 陈广皮 4.5 克 |
| 炙远志 4.5 克 | 炒紫菀 6 克 | 海浮石 9 克 | |

评注

其他症状

- 平躺时咳喘加重,咳声重浊。

● 白痰(通常)有不同的质地(例如:大块的或者也可能是稀的、大量的,尽管痰的性质不是很重要)。

● 恶心呕吐。

● 脉浮,尤其在寸脉,也可是促脉。

● 舌黯红,腻苔,灰苔(如果有热,可以是黄苔)。

讨论

病因与病机:这是寒痰凝肺,致肺气上逆,肺失肃降。这个证型可见于风寒袭肺,可因误治或多种内因所致。内因之一有可能是脾阳虚不能化湿,聚湿生痰,影响了肺的宣发、肃降功能。

这是一种实证,一种急性的表现。然而或许还有潜在的虚证,而此时更需关注实证。这个证型有可能是慢性疾病的加重或风寒袭肺表现为急性、进展性。需根据患者的病史和疾病的严重性,决定需要何种后续治疗。解决了急性期症状之后,需要治疗产生痰饮之本——脾、肾。

治疗原则:肃降肺气以治标,温化寒凝痰结以治本。

中药分析

● 旋覆花咸,止咳,降逆,止呕吐,它是少数花中之降品,而此处用生旋覆花最好。

● 炙紫苏子味辛,化痰,开肺,降气。适用于大量黏液在喉咙或肺中而不能平卧时。

● 制半夏,味辛,味苦,燥湿化痰,特别适用于恶心呕吐,或肺中有痰。它入脾、胃经,亦入肺经。

● 陈皮燥湿化痰,尤其适用于寒痰清稀时。它能理气,化凝聚的寒痰。主要入脾、胃经,亦入肺经。

● 炙远志安神温肺,涤痰。对于一些患者因为剧烈咳嗽或呼吸困难加剧而不能平卧的情况十分有效。它还可以安神止咳。

● 炒紫菀用于慢性咳嗽最好,不适合急性咳嗽,因为它可以敛肺留邪。如果没有这味药时,也可适当地应用紫菀来代替。

● 海浮石性微凉至平性,味咸,降气。可以化痰、祛痰。它轻微收敛的特性可以使稀痰变稠而易于排出。

　　总体来说，此证型用药是偏温、以降气为主的，能化痰肃肺。

　　秦老的处方是基于苏子降气汤与旋覆代赭汤的加减。

苏子降气汤

来源：《太平惠民和剂局方》(1078)

紫苏子 9~12 克　　制半夏 6~9 克　　当归 6~9 克　　甘草 3~4.5 克

厚朴 3~6 克　　　前胡 6~9 克　　　肉桂 1.5~3 克

旋覆代赭汤

来源：《伤寒论》(3 世纪初)

旋覆花 9 克　　　　代赭石 3 克(9~15 克)　　制半夏 9 克

生姜 15 克(6 克)　　人参 6 克　　　　　　炙甘草 9 克(3 克)

大枣 12 枚(4 枚)

(括号内是现在常用的剂量)

秦老处方加减

慢性咳嗽没有外感：甜杏仁或巴旦杏仁 9 克(捣碎)

剧烈咳嗽：蜜炙款冬花 6 克 [8]

体壮者剧烈咳嗽：葶苈子 6 克

难以排出的黏痰：冬瓜子 9 克(捣碎)

胶着之痰：薏苡仁 9 克

肺寒：款冬花 4~6 克

胀气、排气：炒莱菔子 9 克

湿气严重：半夏曲 9 克

凝结之痰：蛤壳 6~9 克

8　款冬花蜜炙后，其性润，止咳作用更佳，且不黏不腻。

问题

1. 浮脉是否表明患者有少许外感？

不是，浮的性质只是表明气在上升。

2. 此方可以用于有一些外感征象的患者吗？

从根本上来说，当患者有外感症状时，这个处方是不合适的。然而，此方加以适当的修改也可以用于一些外感病证。例如：

- 紫苏叶代替紫苏子。
- 加苦杏仁 9 克（捣碎，炒熟）。
- 不宜用款冬花[9]。

对于有更明显外感征象证型的治疗，详见本章"温化痰饮"一节。

（四）燥湿化痰法

湿聚痰凝，泛恶[10]咳嗽

制苍术 3 克	仙半夏 4.5 克	川厚朴 2.4 克	化橘红 2.4 克
淡干姜 1.5 克	炒枳壳 4.5 克	炒苡仁 3 克	

评注

其他症状

- 咳嗽不太剧烈。痰液稀薄且呈泡沫样，且在患者咳嗽时可闻及痰鸣音。
- 恶心。
- 呃逆且频繁嗳气。
- 胸闷如窒。
- 消化不良，食欲不振，腹胀且中脘痞满。

9　应注意生的款冬花很糙，容易造成咽喉刺激。

10　泛恶是指一种欲吐的感觉，或吐不出或口中泛清水。

- 胃中振水感或肠鸣。
- 腹泻。
- 喉部黏腻。
- 面浮肿或眼袋浮肿。
- 症状会随着气候潮湿或患者饮入水或啤酒过多而加重。
- 脉濡和沉,右关脉尤著。
- 舌淡 / 淡黯、胖,边有齿痕。苔白、润、厚、腻。

讨论

病位与病邪:寒湿与痰凝滞,病在脾、胃和肺。

病程:通常为慢性表现,但也可能急性起病。

病因:此证通常以潜在的脾气虚为基础;然而,湿邪可因饮食不节、气候潮湿、居所临水等而积聚起来。急性起病可因淋雨、落水等致病。即使是急性发病也一般不会出现外感的症状。

治疗原则:对于寒痰凝肺者,应化痰、理气、温肺。对于痰湿凝聚脾胃者,应温补脾胃、行气、燥湿。在此证中之所以有必要行气,是因为湿邪会自然地引起气机郁滞。因此促进气的运行可有助于湿邪的运化。

中药分析

总结

除了炒薏苡仁和炒枳壳,方中其他的药都是温性的。

个药特性

- 制苍术健脾除湿,炮制缓和了苍术的辛燥之性,使其性更温和而补脾,同时也减少了其发表的特性。未炮制过的苍术有"油性",服后易恶心。然而,如有外邪困扰或汗出,用生苍术更好。
- 淡干姜与制半夏辛、温,化痰。
- 制半夏苦,可降气、宣发,祛邪、散邪并燥湿化痰。此药对于恶心、呕吐、咳嗽效果尤佳。可化肺内稀痰、稠痰,亦可化胃内痰饮或湿。它不像厚朴、橘红、半夏那样性燥;然而,当与这些中药合用时,其性较单用时更燥。
- 淡干姜性热,入脾,可温阳散寒,适用于腹泻、恶心、呕吐、咳嗽及气喘等症状。淡干姜比干姜更温和。

- 厚朴、橘红和炒枳壳都能促进行气。
- 厚朴味辛、苦,降气,宽中,燥湿化痰。
- 橘红燥湿化痰,行气且降气。
- 炒枳壳味辛,性平,有利于脾的运化功能(调和脾胃之气),助其化湿。
- 炒薏苡仁味甘、淡,性平。通过调和、利水以及燥的药性来健脾化湿。

炒制可减弱薏苡仁的寒性,且增加它的健脾功效,调和中焦,亦能燥湿。相反,
生薏苡仁善于通络、止痛、消痈排脓,消肿。

秦老的处方是基于平胃散与二陈汤的加减[11]。

平胃散

来源:《太平惠民和剂局方》(1078)

苍术 12~15 克　　厚朴 9~12 克　　陈皮 9~12 克　　炙甘草 3~6 克

二陈汤

来源:《太平惠民和剂局方》(1078)

制半夏 15 克　　　橘红 15 克　　　茯苓 9 克　　　炙甘草 4.5 克

秦老处方加减

恶心:用 2 片生姜代替干姜

胀气、矢气者(下腹部):加炒枳实

有消化问题(如:纳差或腹胀满):

若胃受影响较大(如纳差、恶心及胃胀):砂仁 3 克

若脾受影响较大(如纳佳,但食后胀满不适,也可有便秘与腹泻交替,这是
"胃强脾弱"的表现):白豆蔻 3 克

若脾胃皆损:砂仁、白豆蔻各 3 克

严重消化不良:炒白术 9 克

11　两方合用时称"平陈汤",由苍术、制半夏、甘草、厚朴、陈皮和赤茯苓组成。处方来自秦伯未。

尿赤,排尿困难、淋沥不尽(类似前列腺炎),或湿蕴膀胱(尿浑浊或排尿后有黏液流出):

茯苓 9 克(如有脾损 / 脾虚)

泽泻 4.5 克(热甚,但无脾虚)

通草 1~1.5 克(亦可促进肺的水液代谢)

问题

1. 我们可以用生姜替代此方中的干姜吗?

在以上加减中提到生姜可在恶心时使用。然而,我们应将此方与宣散化痰法所用处方进行比较。与干姜相比,生姜的药性更趋于宣散,因此更适合用于表证。因此,在此类病证中,如有明显的湿邪侵袭之征,我们可选生姜。与此相反,干姜的药性宣散较少,更善于治疗里证,因此在这个证型中其为首选。

2. 如有外感症状时还能用此方剂吗?

这个方子通常不用于表证。但是,如上所述,可用于没有外感症状的急性痰湿证。如果患者只是有一些轻微的外感症状,我们也可以加入藿香、佩兰这类药物。

3. 为何秦老用橘红替代陈皮?

橘红更芳香、温和、辛燥,因此它比陈皮更利于除湿。

4. 为何芦根、木通这类药不用于患者出现尿赤、排尿困难、淋沥不尽(类似前列腺炎),或湿蕴膀胱的情况?

此证为湿痰所致,为阴证。芦根与白茅根之性都过于润、寒,用在此处会造成湿滞痰凝。木通也过于寒凉,而此证患者通常不会有尿黄灼热之症状,但有尿浑浊的情况。这是由于湿、痰局部停滞,或寒凝引起,同样也可见于老年人前列腺炎。我们可以考虑使用车前子、泽泻及通草这类药物,而不是石韦这类中药。

(五) 温化痰饮法

脾肾寒痰上逆,气急痰饮

| 炙麻黄 2.4 克 | 淡干姜 1.8 克 | 川桂枝 2.4 克 | 北五味 1.5 克 |
| 北细辛 2.4 克 | 仙半夏 4.5 克 | 鹅管石 9 克 | |

评注

其他症状

- 痰饮咳喘。

- 痰多、质稀薄、色清、易咳出。

- 可有外感表现：恶寒、寒战、发热、无汗。

- 面部及四肢肿胀或沉重感。

- 通常患者不会出现口干、口渴或咽痛等症状，然而，下文详述某些患者可能表现为口渴。

慢性期这些患者可能会出现：

- 背部怕冷。

- 眩晕。

- 不能平卧。

- 胁痛。

- 多见于老年患者，尤其在秋冬季或天气突然变冷时发作。

- 脉象：

—急性发作时脉弦、紧、浮和／或脉弦、紧、数，寸脉更为明显。

—病情不太严重时（或慢性期）脉沉细、微弦。

- 舌：舌淡微胖，边有齿痕，苔薄白润，苔上多唾液。

讨论

病因与病机：

适应于慢性咳嗽（慢性的痰饮咳喘）急性发作，可由两种寒邪导致：外感风寒和潜在的"虚"生内寒。

其病机为体质上的脾肾阳虚（其次是肺）生寒 [12]，又可同时外感风寒，导致阳气不足则水津失布，聚而生痰，上逆犯肺。

风寒袭肺导致肺气上逆，肺之肃降功能失调，寒饮聚于肺，故而气急咳喘，

---

12 通常是体质上的倾向与外感寒邪结合以致伤脾，随之内生湿浊，而出现一系列症状。

不能平卧。肺气损伤,水液停聚,加重肺气上逆。患者在感冒、饮酒,或进食生冷如冰淇淋、冰镇饮料时,原有的慢性咳嗽容易出现急性发作,寒邪痰饮引起气管痉挛诱发咳喘。

通常,患者在外感风寒或劳累后出现咳嗽,如果不及时治疗,随着病程进展,可进入慢性阶段。

治疗原则:

治疗有两个方面,第一祛除外邪;第二温化寒痰、温补脾肾。适用于寒饮犯肺,肺气上逆的病证。

中药分析

- 炙麻黄(用水炮制)辛温,宣散肺脏。用水炒制过的麻黄辛温升散之性缓和,能更好宣肺止咳,适合用于咳嗽的亚急性期。也可以使用其他形式的麻黄,如生麻黄,它辛散之性很强,适用于急性期(可治外感,祛风寒、风热等),而蜜炙麻黄对慢性咳喘效果较好。如果没有麻黄,也可用下面的药物取代麻黄起到一些作用:荆芥可治疗背痛、全身酸痛、颈项痛、头痛等;紫苏叶也适合治疗肺部的疾病,如咳嗽、哮喘、胸痛等。

- 桂枝,辛、微甘,性温。温阳解肌,温和中焦。

- 炙麻黄配桂枝解表散风寒,麻黄作用于卫表,桂枝善于解肌和营、温经通脉。

- 干姜、细辛、五味子与制半夏合用能化痰饮。

△ 张仲景经常使用以下三味中药治疗风寒咳喘,去掉任何一味中药都要很小心,否则会影响综合治疗效果。

—干姜入脾经。

—细辛入肺经、肾经。

—五味子入肺经、心经。

- 淡干姜辛散,温阳,祛中焦之寒。淡干姜比干姜药性更温和,而干姜对于中焦有寒的患者药性过热。

- 五味子味酸,微苦,微温,生津、收敛肺气。在此方中,五味子起到调和诸药,避免其他药物辛散温燥太过的作用。

- 细辛味辛,性温,性燥,温阳,祛体内寒湿,温补肾阳、肺阳,它可入脏腑及深部络脉。细辛虽无麻黄、桂枝之疏表解肌之功效,但可协助二药从深部散寒。一般剂量 0.5~1.5 克。

- 制半夏略苦,味辛,引气下行,宣散燥湿祛痰。
- 鹅管石[13] 温肺,降肺气,化痰饮。例如,它可以使稀薄的痰饮变稠厚,成为胶状痰,使得机体可以咯出或者排出体内,同时也减少痰液的产生。从现代医学的角度来看,它可以缓解支气管痉挛。如果没有此药,可用钟乳石或者白石英替代。以上三种药物都需要捣碎后先煎 45 分钟。

秦老的处方是基于小青龙汤的加减,此方不可用于慢性期,当疾病的急性发作已控制,就应该换成辛散药物较少的方剂(下面另作讨论)。

小青龙汤

来源:《伤寒论》(3 世纪初)

麻黄 9 克	桂枝 9 克	干姜 9 克	细辛 9 克
五味子 9 克	白芍 9 克	制半夏 9 克	炙甘草 9 克

秦老处方加减

胸满:炒陈皮 3~5 克　炒枳壳 4~6 克
剧烈咳嗽,不能平卧:炙紫苏子 4~5 克　白芥子 3 克(只要小剂量)
内热(比如情绪不安、口干)出汗或无汗:石膏[14] 9~12 克

注意

- 咳嗽剧烈、咳血的肺炎患者可以用麻杏石甘汤,不要用桂枝,因为桂枝入营血,会加重咳血。
- 忌用制附子等性烈之品。
- 这类患者需要关注气候变化、居住环境及饮食食谱。他们居住的房子应该向南,所处的环境应该温暖舒适。当天气变化的时候,应采取更多保暖措

13　鹅管石:味甘咸,性温,无毒。归经:肺、肾和胃。
14　石膏辛、寒,能祛邪外出而不留邪,这是它与其他寒凉药如栀子、黄连、黄芩或连翘区别之处。因此在这种情况时不要用后面这些中药。不管有没有出汗我们都可用石膏。

施,避免食用生冷、油腻的食物、少食海鲜和滋腻之品。他们应该吃可暖胃的食物,如生姜、胡椒。平时也要注意防范感冒、发热,当感冒的时候应帮助他们尽快恢复。

问题

1. 这个方剂仅适用于当外邪侵犯机体时吗?

一般这个方剂适用于急性期,但它不单用于外感,也是一个使用非常灵活的方剂,临证加减可用于急性外感,以及无急性表现的慢性病例。

2. 这个方剂适合虚弱患者吗?

这个方子的适应证源于潜在的阳虚之证。我们知道温化痰饮是适用于虚弱患者的,但是这个方剂有宣散的特性,过用可伤肺并耗损下焦肾气。因此我们在处理虚证的同时,要避免此方宣散之性,因此要根据情况调整剂量,适当选择药物及疗程。一般对非常虚弱患者不应不加任何调整就用原方治疗。

3. 上述加减中提到石膏可用于有汗或无汗患者,为什么?

石膏适用于外感风寒而又有内热之证,具有很强的解肌清热之功效,避免外邪形成痰饮。正因为如此,石膏可以用于有汗或无汗患者。关于内热合并外感寒邪之汗出病理,有以下有两个方面值得我们了解:

(1) **有汗**:肌层有热会引起出汗,小青龙汤加石膏祛除风寒以及解肌清热,汗出因此被消除。

(2) **无汗**:这是由于内热阻碍机体出汗能力,小青龙汤加石膏释放内热引起发汗,疾病治愈。

4. 痰饮为何会引起口渴?

痰饮引起的慢性咳嗽患者一般无口干,亦不欲饮,然而一些患者会有湿润、肿大的舌及腻苔,口干、口渴,欲热饮。这是由于痰/湿/痰饮(病理性水液)阻碍机体正常水液代谢,这种口渴非由内热引起。

5. 为什么用鹅管石取代常用的白芍?

小青龙汤通常包含白芍的,然而秦老却采用鹅管石,说明此时可能有急性病症。鹅管石是一种石头,具有相当强的降气作用,且可很迅速控制病情。当然我们使用这个方剂要随证加减,灵活使用,当患者出现耗伤阴津的时候,仍用白芍取代鹅管石。

6. 用这个治则消除急性发作后,我们应该如何进一步处理慢性基础疾病呢?

在消除疾病急性发作后,应该转换为一个更持续的方法——温补脾阳肾阳,遵循《金匮要略·痰饮咳嗽病脉证并治》所说:"病痰饮者,当以温药和之。"一般,中焦疾病较下焦疾病相对比较轻一些。也就是说,治脾消外饮,温肾化内饮。这里所说的内饮和外饮是根据疾病的轻重及深度,而不是根据外感和内伤。所以,疾病较轻时,温脾;疾病较重时,温肾。

如果仅仅治疗痰饮,一旦祛除痰饮,又会产生更多痰饮,这是因为这个疾病的本质是阳虚。所以,在祛除痰饮的同时究其根本是关键。这就是此证的咳喘和一般咳喘的最大区别。

比如,两种证型都有咳嗽、哮喘,但它们的治疗方案是完全不同的。在有痰饮的条件下,如果治疗只是祛除痰饮,调畅气机以止咳平喘,结果是不满意的。治疗一定要使用温化治则,只有这样才可以祛除病因。若不考虑到这方面,更多的痰饮会继续产生。即使是急性期,治疗也要同时兼顾主因和次因,可以配合温法。

甚至在急性期得到缓解后,这样的患者还会出现反复急性发作,这可能是由于外感侵袭或内环境失衡达到一个关键点,如痰多凝聚。急性期确定主证适用此方,方子也可做适当调整。根据急性发作的严重程度,将决定继续治疗需要多少药是治标的,多少药是治本的。急性发作越严重,就需要越多的猛药。如外感风寒很明显,治疗应该使用生麻黄;症状严重、痰多的情况(没有外感症状)下,治疗就要加用三子养亲汤。

以下是一些更多慢性阶段的药物加减:

(1) 我们可以这样随证加减:

1) 使用炙麻黄。

2) 去桂枝加蜜炙款冬花 6 克、白果(捣碎)6 克、桑白皮 6 克(咳嗽痰黏)。

3) 减少药方的全部剂量或者磨成粉,每天两次,每次两勺。

4) 加陈皮化痰理气。

(2) 另一个相关的方剂是苓甘五味姜辛汤[15]。

主证:痰稀多泡沫,慢性咳喘。

---

15 也可考虑苓桂术甘汤:茯苓、桂枝、白术和甘草。

苓甘五味姜辛汤组成:茯苓,炙甘草,五味子,干姜,细辛。

苓甘五味姜辛汤加减化裁:

痰多、完谷不化、纳差:加制半夏 6~9 克。

→这就是苓甘五味姜辛夏汤。

频繁咳嗽、清嗓子:加杏仁 6~9 克。

→这就是苓甘五味加姜辛半夏杏仁汤。

便秘(肺气上逆):加熟大黄 4~6 克。

→这就是苓甘五味加姜辛半夏杏仁大黄汤。

严重咳嗽:加旋覆花 4~6 克。

胃气上逆(如呃逆):加代赭石 6~9 克。

(3) 像肾气丸也可以使用[16]。

(4) 如果慢性咳喘为热性,考虑运用定喘汤[17]。

7. 使用西药的吸入剂是怎么影响临床表现的?

大多数西药吸入剂是温性到热性的,燥而宣散。患者使用这种吸入剂后不会出现以上临床表现,即使他们符合这个证型也不会出现以上临床表现。这些患者可能没有大量清痰、舌润等,取而代之,他们的舌象可能是舌尖及舌边灰白或黯红。然而,由于痰饮主要是由脾肾阳虚引起的,即使当临床症状和不用吸入剂的患者相符合,治疗仍必须针对疾病的根本病因。虽然用吸入剂的患者可能出现一些"热象"和症状,这些热象不需要去处理。当然,如果症状很严重时,我们可以加些中药,如炒黄芩、百合或白花蛇舌草。一般来说,我们也可忽略发生在这种情况下的低热症状。

8. 前面燥湿化痰的治法与本节治疗痰饮之根本的方法有什么区别?

两种情况都是由于寒湿和痰致病的,两种方法都是采用温化的方法。然而,当燥湿化痰法用于疾病慢性阶段时,常常只是用于暂时性的病症,此时仅用化湿祛痰就能达到疗效。而另一方面,痰饮是因脾阳亏虚导致的慢性疾病,其主要临床表现为哮喘。因此我们必须要健脾温阳,以阻止浊痰的产生,在这种情况下应用短暂的化痰方法是不能解决问题的。

---

16 制附子、肉桂、熟地黄、山药、山茱萸、茯苓、牡丹皮和泽泻。

17 炒白果、麻黄、紫苏子、甘草、款冬花、杏仁、制桑白皮、炒黄芩和制半夏。

（六）清降痰热法

热痰上冲,神迷气窒[18]

炙桑皮 2.4 克	江枳实 4.5 克	天竺黄 4.5 克	淡竹沥 10ml
陈胆星 4.5 克	瓜蒌仁 9 克	石菖蒲 2.4 克	

评注

其他症状

- 头痛。
- 眩晕。
- 耳堵。
- 咳喘。
- 情绪紧张。
- 烦躁不安。
- 失眠。
- 便秘。
- 尿赤、气味重。
- 面部、下巴、嘴唇或眼部抽动或痉挛。
- 高血压,特别在饮酒或吃辛辣食物后。
- 中风先兆。
- 癫痫或抽动秽语综合征。
- 脉浮而有力、滑,特别是寸脉。
- 舌鲜红,有厚黄或黄褐苔(像巧克力色)。

讨论

症状主要表现在上焦,而较少可能出现在腹部。这是一个相当严重的表

18　这是一种身体上的阻塞,可触摸患者的胸部,患者会告知有阻塞感。

现,我们处理它时必须格外小心。

前面第 1~5 种治法主要针对肺和脾,其证型基本表现为一定程度的咳嗽、气喘、痰饮。相比之下,本法是治疗痰热结合并随风上冲头目、扰乱神明之府。

中药分析

• 炙桑白皮和胆南星灵动流利,涤痰清热。炙桑白皮味甘、苦,性寒,能引气、痰下行,减轻咳嗽,清热利尿,和养肺阴。胆南星味苦性凉,散风,能从络脉深层清痰热,这使它们适用于许多根深蒂固的问题,如中风、痴呆、癫痫、精神障碍和更年期综合征。

• 天竺黄和竹沥性寒凉、滑利,味甘,能化痰和涤痰,使痰热下降,止咳,开窍,深入肺的络脉。虽然它们有相同的功能,它们联用则是一个强力的组合。天竺黄微苦,它能逐痰,促使干的、难于咳出的痰排出,它也能润肠和开窍,祛除痰热阻滞。竹沥比天竺黄药性更寒、更强,故必须小心应用,才不至于引起脾虚患者出现胃痛。它性更灵动,能更好地渗入经络,也能更好地促进排便。如果没有竹沥,可用淡竹叶来代替。

• 石菖蒲性温,其味芳香,其性走窜,善化湿浊,豁痰宣壅,开窍醒脑。

• 枳实和瓜蒌仁利大肠以排出痰热,枳实能降气,若气下降痰亦下降。瓜蒌仁润、滑,用时要捣碎。

秦老的处方是基于导痰汤的加减。

导痰汤

来源:《济生方》(1253)

橘红 3 克　　　制半夏 6 克　　　茯苓 3 克　　　甘草 1.5 克

枳实 3 克　　　制天南星(或胆南星)3 克

秦老处方加减

便秘:熟大黄 4.5 克　礞石 9 克

气郁 / 情绪过度(如压力、悲伤或抑郁):郁金 6 克　川贝母 3 克

腹胀和矢气:增加枳实的剂量至 9 克,加牵牛子 6 克(特别在胸腹痞满时)

痰声辘辘:川贝母 2~3 克(粉)

经络不通:丝瓜络 4~6 克

(七) 攻逐痰积法

痰饮盘积,悬饮支饮

苦葶苈 2.4 克	炒枳实 3 克	制芫花 2.4 克	炒车前 9 克
制甘遂 2.4 克	建泽泻 9 克	控涎丹(吞)0.9 克	

评注

这是一类严重的情况,主要表现为腹水、严重的水肿或水积聚于肋骨下(胸膜),因此需要用作用力强大的处方。这个处方是一个强力的泻下剂,它会造成强烈的水泻,并促进利尿。

由于制甘遂和制芫花有非常强的毒性,该处方具有强而有力的作用,以及事实上此类患者常常在西医监护下等原因,这个处方在西方并不常用。通常虚弱的患者没有用此方的指征。

如果喝药以后,患者有严重的腹泻,应喝冷的米粥。这个处方不能长时间使用。

中药分析

• 葶苈子苦寒,具有强而有力的降和泻下的作用,能使水、湿、痰下行,排出体外。它还有通便泻下的作用。这个药只能用于实证。然而大多数药店用炮制方法(通常干炒)来减轻它的作用。

• 炒枳实苦降,辛散,能宣泄化痰,还能通便。

• 制甘遂和制芫花是强力逐痰饮的药,两药都有毒性,要谨慎地使用。

• 炒车前子甘寒,能促进湿(和热)通过尿液排出。

• 泽泻利尿并使病理性痰饮通过尿液排出。

• 控涎丹配合煎药吞服能十分有效地攻逐顽痰悬饮,它的组成包括甘遂、白芥子和京大戟。

上述中药经炮制后药性得以缓和,毒性减弱。

秦老的处方是基于十枣汤与葶苈大枣泻肺汤的加减。

十枣汤

来源:《伤寒论》(3 世纪初)

▶ 以下药各等分共研细末 0.5~1 克,每日 2 次,中药送服。

甘遂　　　京大戟　　　芫花　　　大枣

葶苈大枣泻肺汤

来源:《金匮要略》(3 世纪初)

葶苈子 9~12 克　　　　大枣 12 枚

其他考虑

- 如果病情较轻,可考虑用礞石滚痰丸[19]之类的方子。
- 如果痰饮轻者用葶苈大枣泻肺汤。
- 如果更严重,用十枣汤。

(八) 消磨痰核法

皮里膜外,痰核流注

淡海藻 4.5 克　　　白芥子 4.5 克　　　淡昆布 4.5 克　　　大贝母 9 克
山慈菇 1.5 克　　　炙僵蚕 9 克　　　海蜇皮 30 克(煎代水)

评注

其他症状

这个治法只用于痰核。然而,患者也会出现其他与痰有关的症状,就像上面治法中所列举的。例如,许多时候会出现如下症状:

19　由青礞石、川芎、大黄和黄芩组成。

- 与脾运不佳有关的症状(如食欲不佳,或食欲好但是一吃就觉得胀饱)[20]。
- 面色晦暗。
- 虚浮／水肿。
- 尿浊。
- 咽喉中有黏液。
- 大便溏薄。
- 脉濡。
- 舌苔腻。

讨论

本法适用于痰气凝结而致的实质性痰核,它们位于身体内部或在皮下,可表现为多种形式,像脂肪瘤、甲状腺肿、淋巴结核,或甚至子宫肌瘤。

治疗原则:这个处方主要是治标,但是许多时候必须关注引起病症的本。例如,淋巴结核通常由痰浊郁结加上肝胆气结所生之火而产生。在这种情况下,需要对处方进行加减来标本兼治,既要软坚消磨同时也要疏肝理气。此时,痰核是标,肝胆气郁化火是本。由于本证常累及肝,可用柴胡疏肝郁,夏枯草去肝火。通常这些问题很难用中药来治愈,疗程至少要 6 个月。

中药分析

这里所有的中药都是特异性消除结节的。

- 海藻和昆布软坚散结,二者味咸,性寒,都能消痰。昆布主要作用于气分,而海藻主要作用于血分。
- 白芥子很辛,苦和温,能消痰化气郁并逐痰。长期应用会太过于温,如果用过 1~2 个月后,应当用瓦楞子 6~9 克、夏枯草 4~6 克或皂角刺 3~5 克来代替。
- 浙贝母和山慈菇能祛痰、化痰。浙贝母苦寒,促进气的运行。山慈菇苦寒,有小毒,但它又能解毒,临床使用时间不宜过长。对于一些患者,山慈菇可引起恶心、呕吐。

---

20 脾运不佳描述的是一种一般情况,可因脾阳、脾阴或脾气虚等多种原因引起。

- 海蜇皮寒,辛、咸,入肺、肾。它能软坚散结,祛瘀化痰,消积聚。如没有这味药,可用胆南星 4.5 克来代替。

—**准备**:海蜇皮切成小块,加水煮 15~20 分钟,去掉海蜇,再用此水来煎煮其他药材。

- 白僵蚕辛、咸,性平。它能化痰散积聚,软坚消结节,专门用于瘰疬(淋巴结核)与痰核。

秦老处方加减

乳房结节特别在月经前期明显者(由肝气郁引起):炒柴胡 3 克
常觉得有压力,有情绪紧张,易发怒:夏枯草 6 克
消化不良:生鸡内金[21] 6 克
不活动的结节:瓦楞子 6 克
体内结节(如子官肌瘤):五灵脂[22] 6 克　　当归尾[23] 4.5 克
帮助消散结节:皂角刺 4.5 克　　路路通 4.5 克　　王不留行 6 克

21　生鸡内金也能消散结节。
22　五灵脂用于痰瘀交阻。
23　当归尾能深入络脉。

第二章

食的治疗律

【病因】

饮食失节,脾胃不能消化,积滞于中。

饮食不节,脾胃消化功能下降,中焦饮食积滞。许多西方人容易因以下因素而患食滞,如食物差,进食不规律,吃得太快和吃得过多。很多时候还伴随脾胃功能下降而不能很好地消化食物(源于脾虚)。以上两种原因造成了中焦阻滞。大多数患者除了有明显的食物因素之外,还有一些体内失和的情况使得食滞得以表现。

【症状】

胸膈痞闷,吐逆泛酸,噫卵臭气,畏食头痛。

噫卵臭气是指嗳气有臭鸡蛋味。其他典型症状包括中脘穴处压痛,胀气,便秘,恶心或呕吐,烧心,舌苔相当厚(大多数都有),或缺乏食欲。

食滞有明确的病因,因此它的诊断通常相对明确。然而,一些患者缺乏典型的表现,又没有腹部症状,而出现的主诉是咽痛或咳嗽,或不是食后头痛就是食后眩晕。后面两个主诉是李东垣提出的作为中焦食滞的特殊诊断症状。因此,我们必须全面了解病因、症状和体征来做出诊断。

触诊

通过触诊,几乎所有的食滞患者在中脘穴处都有不适或触痛感,有时这种感觉会出现在神阙穴处。哪个部位触痛更明显就能帮助判断哪个部位有食滞。例如,触痛在中脘穴处明显者,说明食滞主要在上腹部(胃);如在神阙穴处更为明显者,就说明食滞多在下焦(肠)。对此进行辨别可帮助确定正确的治疗方法并选择适当的中药。

此外,当你按压中脘穴时,可能会有压痛从此处放射至咽喉、背、胸部或腹部等不同部位。这表明有气滞胃痛,而气滞是由食积引起的。许多时候还伴泛酸。有放射性痛者病情更严重些。

【脉象】
- 浮大,按之反涩,或滑数,或滑迟——宿食。

虽然这是一个急性病症并伴有浮脉,但它并不是一个外感病。在一个急性食物积滞证中,我们也能看到患者有轻微头痛、恶心、微恶风,并可能有低热(低于38℃)及浮脉。这不是外邪侵袭,我们可以根据以下情况来排除:
- 最近的饮食习惯。
- 外感时寸脉更浮,而急性食滞时寸脉相对正常,而关脉更浮。
- 此外,我们还要观察如上所述的其他症状。例如,中脘穴处压痛、舌苔厚和口臭能确定是食滞,这些症状对于诊断儿童患者尤其有用。

注意:有时浮脉也会出现在食滞的慢性期,但通常仅出现在关脉。

- 脉紧——寒食停滞。

它可以是急性或者慢性的。急性的情况常由于冷食吃得太多所致。脉象也会表现为浮脉,中脘穴处常出现疼痛。

- 脉沉紧而细——宿食黏滞、胃气不行。

此证经常有长期脾寒夹冷食停滞,并有中脘穴处深部压痛。

- 脉涩——脾虚不能鼓舞精微,胃虚不能腐熟水谷。

其他重要的脉象

如果脉濡或模糊不清[1],通常是食滞、气郁、湿和 / 或痰交错夹杂的情况。

【治法】

吐、消、攻。

1. **吐法**　经由上消化道来清除病理性的物质。用于位于身体上部的壅滞。最常用的方剂之一是瓜蒂散,它用于胃腔有一些实质性的东西如位于深处的积食、痰或堵塞的水饮。另一个方剂是栀子豉汤,它是用来对症治疗原发于情志因素的食滞。如果无法得到这些药,可以指导患者喝米汤或 9% 的盐水[2],再用橄榄油蘸过的鸡毛探喉咙催吐。

2. **消法**　消散和除去食、湿、痰、饮、气滞、血瘀等,这是一个很重要的方法,因为不首先清除郁滞的病因,就不能健脾。

3. **攻法**　通过肠道来清除病理性物质,通常用于食滞伴有高热与便秘之证。承气汤一类的方子在这时是有用的。

注意:吐、攻法并不是常用的。而消法在临床是常用的。

本章主要探讨解决各种类型食滞的方法,然而这些方法也会与其他治法合用,以治疗其他病因造成的积滞(如湿邪),此时通过肠道来祛除郁滞是必须的第一步。

(一) 消食化积法

食滞停留,脘痞恶食

莱菔子 9 克	炒枳壳 4.5 克	焦山楂 9 克	细青皮 4.5 克
六神曲 9 克	焦麦芽 9 克	五谷虫[3] 4.5 克	

1　模糊脉是秦老描述的一种脉象,它摸起来软、濡、不动,好像血管表面被组织覆盖,不能清楚地感觉到脉的表面,也可以说这个脉有时是清晰的,有时又是很难摸到的。通常由多种病因郁滞在一起形成,如气郁、湿、食滞和痰。濡脉常表明有湿。

2　它们可以防止体液丢失,米汤可保护胃黏膜不受损伤,盐水能稀释热痰和不消化食物以促使将它们呕吐出来。

3　五谷虫咸、寒,入脾、胃经,能补脾和消导所有类型的食积。

评注

其他症状

- 口气重。
- 嗳气和恶心。
- 通常主观上感觉上腹部胀痛。
- 舌红苔黄。
- 脉浮（尤其在关脉）、促（寸脉）、数。

讨论

触诊：中脘穴处通常有明显的不适，而神阙穴处没有。说明食滞仅在中焦，特别是在胃。

病因：常有吃得过多或一次性吃了太多种食物的病史，如在假日或宴会上。

时间：这通常是一种急性的表现。然而，这个方法也可用于一些慢性情况。

部位：胃／上腹部。

治疗原则：一方面消导食积，另一方面理气健胃。

这张处方也可用于预防，如在聚会前服用。

中药分析

- 炒枳壳与青皮都能理气健胃。
- 青皮辛、苦、温，能调理胃肠。它更适用于两胁胀或不适，虽然这些症状对于它的使用并不是必要的。炒枳壳味辛，性平，能促进脾运（调和脾胃），也能直接消除食积。
- 莱菔子、焦山楂、炒神曲、焦麦芽和五谷虫都能消食。莱菔子微辛，微温，引气下行并排出（特别是炒制过的）。焦山楂酸，微温，能消除食积，特别是由肉类和其他蛋白质含量丰富的食物引起的食积。虽然焦山楂能加强脾运，但它不能促进气的运行。
- 神曲辛、苦、温，能消除食滞。然而，吴伯平老师更喜用炒神曲，认为它更适用于食滞的情况，能帮助消化，也能调节肝气兼能补脾。炒制使它的作用更深入里,而未炮制的神曲更适合用于有外感的情况。未炮制的神曲需要包煎。

- 焦麦芽能升脾气。
- 五谷虫对儿童积食特别有效。可以先把五谷虫磨成粉,这样不至于令患者不适,然后将粉末与其他中药一起煎后服。如没有五谷虫,可用九香虫 4.5 克代替;若九香虫也没有,则可用制鸡内金 4.5 克代替。

常见消食中药的总结见表 2-1。

表 2-1　常见消食中药的总结

山楂	用于肉 / 蛋白质所致食滞
麦芽	用于米 / 谷物 / 面包 / 面条所致食滞
神曲	用于水果或蔬菜所致食滞
鸡内金	用于所有种类的食滞,尤其是油腻食物
槟榔	消导积滞、排气和下行

秦老的处方是基于保和丸的加减。

保和丸

来源:《丹溪心法》(1481)

山楂 180 克(9~15 克)　　神曲 60 克(9~12 克)

莱菔子 30 克(6~9 克)　　陈皮 30 克(6~9 克)

制半夏 90 克(9~12 克)　　茯苓 90 克(9~12 克)

连翘 30 克(3~6 克)

秦老处方加减

恶心(由寒引起):生姜 2 片同煎或在药汁里加姜汁

恶心(由热引起):竹茹 4~6 克

腹部胀满:大腹皮 6~9 克　槟榔 6~9 克　炒牵牛子 6~9 克

中脘部堵塞感和打嗝困难(有湿阻):厚朴 4~6 克　佛手 3~5 克

成方:

- 焦三仙:由焦山楂、焦麦芽、焦神曲组成。

● 焦四仙：由焦三仙加鸡内金组成，用在作用更强的方子中或强调要消化油腻食物之时。

● 焦五仙：由焦四仙加炒槟榔组成，用于有更多气滞兼腹胀、矢气时。

炮制方法和剂量：等量成分的各种药味共研细末。一茶匙药粉调入半杯开水，冷却 5~7 分钟，餐前 30~40 分钟服，每日 2~3 次。

处方的来源：据我们所知，这些成方在任何主要方书中都没有记录。它们可以被认为是秦伯未、吴伯平两位医师应用的民间药方。在临床既可用于治疗，又可用于预防（如在一顿丰富假日正餐前服用）。我们还可根据个体的表现及饮食特点来修改其成分和剂量。它们特别适用于儿童、老人、肿瘤患者以及术后患者，也能加入任何人的养生方法中。

问题

1. 对于腹部胀满能加厚朴吗？

在这种情况下加厚朴并不合适，因为厚朴的作用太轻，更适用于湿阻（有苔腻和胸闷感），而不是食滞，厚朴通常治疗虚胀最好（脉软，淡胖舌）。此时如果联合应用枳实更合适。前面提到加减中的药味大腹皮、槟榔、炒牵牛子比厚朴作用更强，更适合用于此证。

2. 为什么秦老在此方中选择用青皮代替陈皮？

陈皮能行气理气，青皮的作用更强，且能消散气滞，这在消食化积中也是十分重要的。虽然陈皮作用于中焦，它也可以加入此处方，但是此处要用陈皮来取代青皮是不妥的。

3. 还有哪些炮制方法可用于此证？

另外还可将炒的炮制方法用于莱菔子、神曲、青皮。通常炒或炒焦能提高这些中药的消化能力和消除食滞的作用。

4. 为什么秦老的处方与以上提及的成药能在一顿丰富的大餐前起到预防作用？

事实上它们可以在食前、进食时或食后服用。食前服能帮助食物消化，增加机体产生酶的能力。进食的同时或餐后服用能使中药直接作用于食物，以弥补机体削弱了的消化能力。

（二）攻下食积法

食滞肠胃，腹痛便秘

炒枳实 4.5 克	番泻叶 2.4 克	元明粉 2.4 克	莱菔子 9 克
花槟榔 4.5 克	焦山楂 9 克	陈广皮 4.5 克	

评注

其他症状

- 腹满和胀气（兼有矢气或无排气）。
- 腹部紧、胀满。
- 便秘可以持续 3~7 天，或仅排出少量黏或臭味重的大便。
- 这些患者在体质上有便秘或排出黏便的倾向。
- 可能有尿频，癃闭[4]，或有强烈气味的尿。
- 典型的症状是恶心呕吐，但不一定出现。
- 关脉有力且浮。
- 舌体红或黯红，有黄褐色苔，可能表面还有一点黑色，代表食滞已经在体内产生毒素。

讨论

这是一个实证，比前一证型更严重，此时用简单的消导法就不够了，必须在消导的同时兼用攻法。这将帮助引气下行来消除胀满。与前法相比要用药力更强的中药。

触诊：神阙穴处触诊比中脘穴处更痛。

病位：下腹部（肠）。

病程：这个处方主要用于慢性病症，但也可用在有急性情况时。

4　这个症状在此代表阳明热伴有郁滞。

中药分析

- 炒枳实:苦、辛,促进气下行、通便和消食滞。
- 番泻叶:苦,寒,能温和地通便和引气下行。
- 玄明粉:咸,寒,能将水分吸收入肠道,使大便润滑。它要溶化在药汁里喝下。如果没有玄明粉,可用打成粉的芒硝代替;然而,玄明粉更适合治疗食滞。
- 莱菔子:微辛,微温,可消除食滞,引气下降并排出。
- 槟榔:引气下行和通便。如果患者有腹部胀满、膨隆、矢气,槟榔的使用尤为重要。
- 焦山楂:味酸,微温,能消食滞,特别是由肉和蛋白质引起的食滞。虽然它能增强脾运,但它不能促进行气。
- 陈皮:促进脾胃之气的运行。

秦老的处方是基于大承气汤与枳实导滞丸的加减。

大承气汤

来源:《伤寒论》(3 世纪初)

大黄 12 克　　　芒硝 9~12 克　　　枳实 12~15 克　　　厚朴 24 克

枳实导滞丸

来源:《内外伤辨惑论》(1247)

炒枳实 15 克　大黄 30 克(6~9 克)　　炒神曲 15 克　　茯苓 9 克

黄芩 9 克　　　黄连 9 克　　　　　　白术 9 克　　　泽泻 6 克

秦老处方加减

严重的便秘:熟大黄 4.5 克(代替番泻叶,或另加入)　大腹皮 6~9 克　炒牵牛子 9 克(捣碎)

大便黏,有极臭味:大黄炭 6 克

严重腹胀:大腹皮 4~6 克

腹胀且无食欲：木香 4~6 克

问题

1. 为什么秦老在这个处方中用陈皮，而在上一节的处方中用作用更强的青皮？

在这个处方中包含了其他消除食积的药物，因此具有更强作用的青皮在此处就不需要了。此外，不用青皮（或其他更剧烈的药）可使该处方作用更加温和。很明显，任何攻下的处方都需用更强的中药，但是在这个处方中的那些中药是特别选择的，使方子相当的平衡，以适合体弱患者或老年人。陈皮有理气功效而不破气滞。青皮在此方中就不必要了。

2. 本处方是基于大承气汤而来，尽管患者的主症是便秘，为什么秦老也不用大黄？

秦老选用番泻叶来代替大黄是因为番泻叶的作用更温和，这样可以避免处方作用过于强烈。因此，这样的方子就能用于老年人、儿童、肿瘤患者等。当然，必要时也可加入大黄以增强处方的攻下作用。

3. 此时我们能不能用麦芽和谷芽？

这一类中药对于本证来说作用太轻，虽然它们也治食滞，但不能迅速消除食积，故而不必加到本方中。

（三）助脾消食法

脾胃虚弱，食积难化，胃呆不饥

枳术丸 9 克（白术加枳实）	仙半夏 4.5 克	大腹皮 9 克
新会皮 4.5 克	大砂仁 2.4 克	鸡内金 9 克
谷麦芽各 9 克		

评注

其他症状

• 感觉腹胀、痞满，少食即滞。

- 无食欲,感觉食滞胃中。
- 其他典型的脾虚症状(例如:疲劳、便溏等)。
- 右侧关脉软、沉;脉涩。
- 舌淡胖、湿润,有齿痕。

讨论

患者对一日三餐和饮食习惯中的细微改变、刺激事件,以及对拥有正常消化功能的人来说不会引起消化问题的食物如一点点凉或油腻之物都会比较敏感。因此,健脾是消食导滞必不可少的。

触诊:在中脘穴处触诊柔软或空虚感,然而患者却说他们感觉这个地方是堵的,甚至有人会感觉到这里有个结节。此外,饭后触诊这个区域,常常会更痛。

病位:脾和胃。

病程:通常是慢性病。

病机:从本质上来说,这是一种虚证而又伴有一些积聚的实证表现。脾气亏虚,不能运化,往往出现在食积之前。所以,此时的食积通常并非由于过量饮食所致,而是责之于脾胃运化功能失常。

病因:这种病症常常有遗传倾向,患者的父母也常会表现出相似的症状。此外,其他一些问题比如寄生虫、细菌、食物中毒都会伤脾,导致这种慢性病症。

治疗原则:健脾为治疗之本。但食积已成,还需温和地消食导滞,切忌使用太过峻猛的治法,以防破气。

中药分析

总结
此方共有四种作用:
(1) 健脾
(2) 燥湿
(3) 消食滞
(4) 调理脾气

个药特性
- 白术和枳实配伍可健脾、消食导滞。

- 制半夏辛、苦,温,燥湿,能使胃气恢复正常运行,而当中焦受阻(如湿阻、食滞、气滞)时,胃气常会上逆。

- 大腹皮苦、辛,温,理气,能导气、食、水和湿下行(它也能促进肠蠕动),治疗腹部胀气、胀满尤其有效。但它没有补益的作用。

- 陈皮辛、苦,调畅中焦气机。

- 砂仁辛,微温,理气开胃。

- 鸡内金、谷芽、麦芽均能消食滞。

- 生谷芽和生麦芽还有升调脾气、补脾气、益脾阴的作用,而在炒制后其消食之效更佳。

- 鸡内金能健脾,促进所有食物消化,尤其是油腻的食物。而炙鸡内金消食的作用更强。

注意药物剂量:由于疗程较长,即使用缓和的服药方法通常也有帮助。比如,可以选择把方中的中药磨成药粉代替常规的汤剂,在饭前 30~40 分钟用温水冲服两茶匙,每天两次。此外也可以在制作糕点时加入中药食用。这些方法不仅使得长期服药变得更加容易,也更能作用于脾。

秦老的处方是基于焦四仙与枳术丸的加减[5]。

焦四仙

来源:据我们所知,这个药方并没有收录在任何重要的文献里。这是一个由秦老与吴老师收集的民间验方。

山楂　　　　麦芽　　　　神曲　　　　鸡内金

枳术丸

来源:《内外伤辨惑论》(1247)

白术 4.5 克　　　枳实 4.5 克

(与米饭一起做成小丸用荷叶煎水泛丸)

5　秦老还喜用八味理中丸来调中。此方来源于《古今方药大全》,由人参、白术、炮姜、甘草、茯苓、麦芽、神曲和砂仁组成。

秦老处方加减

胃中烧灼感者（胃酸反流）: 左金丸

胶囊:黄连 60 克　吴茱萸 10 克（将二药研磨成粉状,每个胶囊纳入 0.3 克）

汤剂:炒黄连 3 克　吴茱萸 0.5 克

胀满感严重者: 炒槟榔 4~6 克（**注意**:没有炮制过的槟榔药性太猛）

胃中寒甚者: 木香 4~6 克

胃中热甚者: 佩兰 3~5 克

另外可考虑用的一些中药包括:厚朴、焦山楂、焦神曲、炒莱菔子、茯苓。

其他考虑

· 如果消化功能不好的,可服用焦三仙或者焦四仙（详见前文）。

· 基于此治则,可用炒白术、炒枳实、炙鸡内金、炒麦芽、炒谷芽来增强药效（炮制过的中药能促进消化,补益脾气,增强脾的运化功能）。然而,秦老并没有一开始就运用这些炒制过的中药,因为这样可能使得此方过于温燥而耗伤脾阴,这是经常会发生的情况。不要过于简化两种药之间的区别,选择是否要运用炒制过的中药,舌象是一个非常重要的指征。如果舌苔厚腻就适合用炒制的药;如果舌嫩无苔,就不适合使用。

问题

1. 可以用白豆蔻代替砂仁吗?

一般情况下,砂仁对食积更为有效,对食欲不佳和更涉及胃的病症效佳。如果食欲不错,只是饭后觉得胃中阻滞,那就可以用白豆蔻代替砂仁。对于长期的脾虚,可以小剂量的（如 2~3 克）砂仁与白豆蔻两者同用。

2. 为什么用大腹皮代替厚朴?

这两味中药比较相似。然而大腹皮可通过通便与利尿来除湿（湿常由脾虚所致）,它更多地作用于下焦。另外,厚朴长于理气,更适合脾虚兼有腹胀者。它也能燥湿,但是跟大腹皮利水的作用方式不同。

食积的其他选择和考虑

增补的证型

1. 脾胃俱虚兼有胃中虚热

适应证：病程长，食欲不佳，经常在用餐（或者吃少量食物）后就觉得腹胀和胸闷。面黄肌瘦，怕热，大便干结或者便溏。据说也能治疗脾气阴两虚之证。

以下这个处方的功效是温补脾阳，调补脾阴，健脾升清，清热燥湿兼和胃。

资生丸

来源：《先醒斋医学广笔记》(1622)

人参 90 克	白术 90 克	茯苓 45 克
陈皮 60 克	山楂 60 克	炙甘草 15 克
炒山药 45 克	炒黄连 9 克	炒薏苡仁 45 克
炒扁豆 45 克	白豆蔻 10.5 克	藿香叶 15 克
炒莲肉 45 克	炒泽泻 10.5 克	桔梗 15 克
炒芡实 45 克	炒麦芽 30 克	神曲 30 克
砂仁 45 克		

---

2. 胃强脾弱

这个证型提示内有实热。

适应证：食欲相当好，但是在饭后容易出现饱腹感、腹胀、嗳气，或者"发堵"的感觉。这在常吃快餐、披萨等的人群中很普遍。

治则：治此证型，需合用辛开苦降之药。例如：

(1) 左金丸：黄连和吴茱萸。

(2) 香连丸：黄连、木香和吴茱萸。

(3) 小陷胸汤：制半夏、瓜蒌和黄连。

另外还应加入健脾之药，如炒白术和炒党参。

增补的药方

1. 香砂养胃汤

适应证：消化功能不良，食欲不佳，恶心、呕吐或因过量饮食导致食滞腹中。有时还有恶风、头痛、眩晕[6]。

  病位:胃 / 上腹部。

香砂养胃汤

来源:《万病回春》(1587)

炒白术 9 克	炒枳实 9 克	陈皮 5 克	制半夏 9 克
茯苓 9 克	清炙甘草 5 克	藿香 6 克	香附 9 克
木香 6 克	砂仁 3 克	白豆蔻 5 克	厚朴 6 克

  注:可以制成胶囊(1 粒胶囊 = 0.33 克),每日两次,每次两粒,餐前或餐后服用。可在过量饮食或过量饮酒之前预防性地服用 2 或 3 粒来预防食滞的发生。

  2. 保和丸(有成药可提供)

  适应证:食积,尤其是儿童。

  病位:胃 / 上腹部。

  注:上面的香砂养胃汤更适合成年人。

保和丸

来源:《丹溪心法》(1481)

山楂 180 克(9~15 克)	神曲 60 克(9~12 克)
莱菔子 30 克(6~9 克)	陈皮 30 克(6~9 克)
制半夏 90 克(9~12 克)	茯苓 90 克(9~12 克)
连翘 30 克(3~6 克)	

  上面两张处方都是治疗单纯食积的。然而,一旦食积已经积累了一段时间,就会夹杂或者产生其他的病理产物,比如湿、痰、热。因此,需要运用多层面的治疗方法来消除这些病理产物。这些情况下,病症往往更加根深蒂固,因此此时病位常常在肠而不是胃。

  3. 木香槟榔丸

  适应证:下腹部胀满、胀气兼有便秘,按气海穴和神阙穴处有压痛。

---

6 这些并不是普通感冒的症状,参阅前面关于"浮脉"的讨论可以得到解释。

病位:下焦／大肠。

注:食、湿、热在下焦积滞。这个药方出自张子和,它能特异地去除体内的毒素,该病症是由食物毒素造成。

木香槟榔丸

来源:《儒门事亲》(1228)

木香6克　　　焦槟榔6克　　　制香附6克　　　炒青皮6克

炒陈皮5克　　炒黄连5克　　炒黄柏5克　　熟大黄6克

炒牵牛子9克[7]

---

4. 枳实导滞丸

适应证:便秘,尿色深,痔疮,大便后有烧灼感,腹胀,矢气。

病位:下焦／大肠。

注:脾虚兼有湿热阻滞。

枳实导滞丸

来源:《内外伤辨惑论》(1247)

焦白术9克　　枳实9克　　　炒神曲9克　　茯苓9克

大黄炭6克　　炒黄芩3克　　炒黄连3克　　泽泻6克[8]

注:在许多情况下,上面两个药方可以同用。

5. 调中四消丸

当痰湿日久而造成血瘀时,就需要一种更强有力的方法来祛除滞留在肠道内黏腻的痰瘀。

适应证:大便黏滞,解不尽,或者便秘(不是因为大便干结),大便臭秽,腹胀,矢气,下腹部阻塞感。脉沉,舌胖有齿痕,舌苔紧(刮除不了),可为油腻或黏腻苔。触诊神阙穴时患者感觉疼痛,触诊下腹部似乎有紧实的结节。此方非常适用于因不良饮食习惯(如劣质油、乳制品、快餐等)导致的食积。此方也

7　剂量和炮制方法较原方有少许改动。

8　剂量和炮制方法较原方有少许改动。

可用作预防。

病位:下焦／大肠。

注:此方可调理中焦,祛除由不良饮食习惯引起的四种积滞(食、痰、气、血)。该药为成药,规格为每袋 6 克。推荐用量为每日 2 次,每次 1.5 克(严重者每日 3 次)。也可以自制成药粉(1 茶匙 /4~5 克,每日 2 次),也可用药粉煎煮服用,通常将一袋分 4 日服用(严重者或可将一袋分两日服用),每日 3~4 次,每次服用少量汤剂。或者可将此方与上述处方理念结合(参见下文加减)。一般来说,此方只可服用 3~5 日,服药后,可能会有很多黏液随大便排出,舌苔变薄,神阙穴的触痛减轻。如此方服用太久,反而会造成更多的阻滞。

调中四消丸

来源:北京同仁堂

制香附 9 克	熟大黄 6 克	皂荚[9] 6 克	炒牵牛子 9 克
醋灵芝 6 克			

调中四消丸通常可以加入以下药物:

醋莪术 6 克	槟榔 6~9 克	炒枳实 6~9 克
炒莱菔子 6~9 克	焦麦芽 4~6 克	炒鸡内金 4~6 克
大腹皮 4~6 克	木香 4~6 克	厚朴 4~6 克

9　皂荚可能会引起恶心,在此也可用皂角刺替代。

第三章

气的治疗律

一气化七。

气机失调诸证乃内伤七情所致。气机失调诸证源于精神情志失衡。气机运行因情志变化而变化(见下文)。如下所述病理变化的基本概念可见于《素问》第三十九篇。

怒——呕血胸满胁痛,煎厥薄厥[1]。

怒则气逆而上。可见头胀头痛、偏头痛、头重发热感、嗳气呃逆,或甚则咯血或卒中。

喜——狂笑不休,阳气不收。

喜则气散。导致心悸、失眠、乏力。

悲——目昏鼻酸,血崩脉痿[2],少气不息。

---

1 煎厥:古病名。指内热消烁阴液而出现昏厥的病症。多因平素阴精亏损,阳气亢盛,复感暑热病邪的煎迫而致。临床表现:耳鸣,耳聋,目盲,甚则突然昏厥,病势发展十分急骤。薄厥:《素问·生气通天论》:"阳气者,大怒则形气绝,而血菀于上,使人薄厥。"是指由于精神刺激,可使阳气急亢,血随气逆,致使血液郁积于头部,发生卒然昏厥的病症。

2 脉痿:语出《素问·痿论》。属痿证之一。症见下肢肌肉萎缩无力,胫部软弱不能站立,膝踝关节不能提屈等。由心气热,气血走于上,而使下部血脉空虚;或因失血过多,经脉空虚,使肌肉麻痹,进而发生本病。

悲则气郁、气消,导致肺气耗竭。

恐——骨酸痿厥[3],眶陷阴痿。

恐则气下、神离。可见二便失禁。恐所致病程比惊更长。

惊——潮涎目寰,口开痴癫[4],僵仆不醒。

惊可导致流涎、目光呆滞、口大张、痴癫、卒然昏倒不能唤醒。惊则气乱。神无所归,可见思考困难、心悸、失眠、心烦、气短,甚则精神错乱。

劳——噫噎喘促,咳血腰痛,骨痿[5]肺鸣,少精不月。

过劳则可见嗳气、呃逆、喘促、息粗、咳血、腰痛、骨痿、肺音异常、男子少精、女子无月经。劳则气耗。气无所生则致气竭。可见极度疲劳。

思——不食嗜卧,昏瞀中痞,三焦闭塞。

思则气结。气结导致气机运行不畅。三焦阻塞可见头胀、头重、胸闷并呼吸不畅、饮食不振、中脘胀满、下腹坠胀和二便功能失调。

【治法】
平其逆。

逆是指与正常方向相反的运动。在此主要是指异常的向上运动。通常是突发或短期症状,如呃逆、嗳气、哮喘发作、咳嗽,甚至是情绪的爆发。此外,气盛则生火,火盛则生风,故气逆常伴有火与风,治疗时须祛除此二种邪气。降逆药有竹茹、制半夏、旋覆花、沉香、代赭石。若肝气横逆,则须以平肝类药制肝气之横,如青皮、枳壳、川楝子和延胡索。逆则平之,意思是使本不该上逆之

3　痿厥:肌肉萎缩软弱(通常是下肢),同时有气血上逆表现如目中溜火、眩晕和耳鸣。

4　痴癫:指感知不清,胡言乱语,肌肉抽搐、僵硬,抓弄被褥,无意识的活动。

5　骨痿:也叫肾痿。它是由体内肾过度承载的热,病理性的热伤害肾,阴精耗损,或骨枯髓虚所致。表现为跛行,下腰酸软和/或脊柱不能屈伸,下肢萎缩和软弱以至无法走动,面色晦暗,齿槁。

气改变方向。这不一定是一种急性病情。

散其结。

气滞初起可致气郁,解郁药可用柴胡、香附,或用解郁方剂逍遥散。气郁加重,又可致气结。气结可由小事引起,如饭时突然听闻坏消息。气结可持续数周,需要用药性稍猛的药物以制之,如青皮或莪术。

气滞更甚,可致血滞,此时血液运行困难或缓慢。最后,若血失运行或阻塞,血滞则致血瘀。

降其浮。

气浮于上,可见心悸、惊恐、心神不宁,通常说来,"浮"的情况通常病程较长且持续发作,诸如高血压、慢性头痛及偏头痛,须以药性更猛的沉降药物制之,如石决明、珍珠母、牡蛎。与前文所述"逆"相比较,"浮"并非更严重,二者的区别在于症状持续时间的长短。

疏其郁。

理气药可用柴胡或香附,亦可用方剂逍遥散。

收其散。

这本质上是一种收敛的方法,可用乌梅,或选用方剂生脉饮。

镇其乱。

镇肝或平肝法常用于肝阳上亢及肝风内动,可用菊花、钩藤、天麻、桑叶、牡蛎、珍珠母及石决明。若心神不宁,可用龙齿、龙骨和远志。

【总结】
疏、镇、升。

（一）疏利气滞法

恼怒忧郁,气分不畅,胸胁满闷

白蒺藜 9 克	制香附 9 克	炒青皮 4.5 克	高良姜 9 克
江枳壳 4.5 克	广郁金 4.5 克	金橘饼 3 个	

评注

其他症状

- 常叹息,深呼吸困难。
- 身体僵直。
- 食欲不振。
- 脘腹胀痛。
- 便秘、腹泻,或两者交替。
- 四肢沉重。
- 症状得温或排气后改善。
- 情绪不稳。
- 脉弦、涩、滞。
- 舌黯淡无苔。

讨论

病机和病位:在这个证型中通常有情绪的成分或由一些情绪因素促使其发生。它们导致轻度气血郁滞,主要在肝脏;也会因肝克脾胃而出现消化道的主诉。

病程:这个证型通常有短期的特性,但此治疗方法可用于更为慢性的表现。然后,长期气郁由于夹湿、痰或郁热而使病情变得复杂,在这种情况下上述处方将不合适或必须加以修改。

治法:需以调气、舒气、理气、利气和行气等法,广泛而全面地改善气的运行。

中药分析

- 刺蒺藜,味辛、苦,性平。疏肝理气,祛风通络。它长于疏肝,尤适用于情绪敏感之人存在肝郁气滞之时。它可行脑、胸和全身之气。善治风邪上扰所致头晕、面部抽搐及发抖。但也不是上述症状的必用药。刺蒺藜药性平或微凉,且不过于辛和苦。可作为常用药柴胡的替代品。炒制或捣碎使用药效最佳。

- 高良姜与香附合用健胃、理肝气,善治肝郁犯胃所致脘腹胀痛。也可散肝之血络中所入寒邪。

- 高良姜味辛性热,可行胸胁、胃脘及脾胃气滞,止痛效果佳。若病未及中焦,可用小剂量(2~3 克)高良姜以保护脾胃使其免受肝气影响。注意,高良姜比生姜和干姜药性温和,药性也并不会太热,尤其当它与此方中其他药物(如郁金)组方并用时。

- 香附味辛、微甘、微苦。疏肝行气,理三焦之气,善治肝气犯胃、肝气横逆。它也有和血之功。其气味芳香,渗透力强,散气耗血,故血虚患者应慎用。

- 青皮味辛、苦,性温。疏肝,理胃肠之气,是治疗肝郁犯脾胃所致胁痛腹胀的要药。

- 枳壳、郁金行胃脘、胸胁及胸中之气。枳壳味辛,调肠胃,理肝胆之气。郁金味苦性寒,理血中之气,入肝、胃、心,安心宁神,清心解郁开窍,可用于神志病及胁肋胀痛。

- 金橘饼,用金橘捣碎,放入糖,制成饼状储存。味微甘,性微润。行肝气、助脾运。善治脾胃气滞所致的胃阴受损。若不可得,可用八月札、娑罗子或佛手花[6] 3~5 克代替。用新鲜或蜜饯金橘(去糖的蜜饯金橘)代替亦可。它只要煎 5~10 分钟即可。

- 若患者血和阴分充足,该方可用,不致伤阴。若患者有血虚或阴虚之证,该方则不适用。该方中诸药药性平和,敏感及过敏体质患者均可用。若有必要,该方可较长时间使用。

秦老的处方是基于良附丸的加减。

---

6 八月札、娑罗子和佛手花这些药有相同的作用,能和胃柔肝而不伤阴。

良附丸

来源:《良方集腋》(1842)

高良姜与香附等量使用

秦老处方加减

若欲在经期或月经将行时使用此方:炒当归尾 4.5 克　炒赤芍 9 克

胃不适及嗳气:佛手 4.5 克[7]

呃逆:旋覆花 4.5 克　佛手花或佛手 3 克

消化不良:炒神曲 9 克　炒麦芽 9 克

两胁胀痛:炒川楝子 4.5 克

胃脘胀痛:炒川楝子 4.5 克　延胡索 6 克

抑郁:玫瑰花 3 克　石菖蒲 4.5 克　玫玳花[8] 3 克　月季花 3 克　五花茶 (见后文)

失眠:酸枣仁 9 克　茯神 9 克

疲惫乏力、入睡困难、烦躁不安:小麦 6~9 克

心神不宁,思虑过度:远志 4.5 克　石菖蒲 4.5 克

阴虚:百合 6~9 克　小麦 6~9 克

▶ 注意:勿用滋腻性补阴药,如麦门冬、沙参或熟地黄[9]。去青皮,加玫瑰花 3~5 克或月季花 3~5 克。

阴虚,上实下虚:沙苑子 6~9 克

▶ 去青皮,加玫瑰花 3~5 克或月季花 3~5 克。

血虚:当归 6~9 克　白芍 6~9 克

▶ 去青皮,加玫瑰花 3~5 克或月季花 3~5 克。

7　佛手在药性上比陈皮温和,但是它还是有一点燥。如果有阴血虚、津液不足时或者患者特别敏感,可改用佛手花 3 克。

8　玫玳花辛、甘、微苦。它能理气、疏肝、解郁、宽胸、和胃。治疗胸脘痞满胃脘痛并能止呕。通常用 1~2.5 克。

9　这些滋腻的药会通过抑制气机造成进一步的郁滞,如果必须用,可通过炒制减轻它们的副作用。

血瘀：当归 4.5 克（或炒当归尾 3 克） 川芎 3 克

五花茶

来源：吴伯平 [10]

该方可用于轻度抑郁。

该方药性平和，可常年饮用。

玫瑰花 3 克　　月季花 3 克　　玳玳花 3 克　　佛手花 3 克
凌霄花 [11] 3 克

使用说明：取诸花等量，合为 2 克茶包，泡茶饮用。

加减：

桂花 [12] 可增强食欲。

梅花可很温和地安神和行气。

菊花可清热。

腊梅花 [13] 可缓解压力过大所致的面红、头部发热。

藏红花 0.3 克可行血。

（以新鲜花瓣为佳。）

问题

1. 在此为什么不用柴胡？

关于柴胡在肝郁证治疗中作用的争论在中医界有很长的历史。虽然少数医者认为柴胡治肝病毫无价值，其他人发现它药性太烈。举个例子，由于它升提的特性，柴胡能造成失眠和头痛，能恶化那些情绪敏感的人，特别那些易怒的患者，以及那些神经系统紧张或有肝气横逆者。柴胡在那些事先存在胸满症状（是一个常见的气郁症状）的患者中也会造成恶心。秦老遵循叶天士所认为的"柴胡劫阴"和王孟英指出的"柴胡劫肝阴"之说，他也同意由于柴胡的发

10　五花茶是来自于吴伯平两位老师秦伯未和魏长春的经验。其他的花也可根据情况加入，如加入厚朴花或夏枯球花，成为六花或七花茶。

11　凌霄花行血通经，对经前情绪抑郁的女性尤为有效。

12　桂花辛温，能散寒，化积，化痰和止咳。

13　腊梅花辛甘、微苦，凉。入肺、胃经。清热解毒，理气开郁。有小毒。

散特性,不适于在本方中使用,尤其这是要长期应用的处方。用柴胡甚至于炒柴胡在这种情况下也会是一种很大的冒险。

2. 为什么秦老在此用青皮而不用陈皮?

秦老在有"肝克脾"的病理表现时常用青皮。因为青皮能疏泄肝的气郁,而陈皮主要理脾胃与肺之气。

3. 为什么这个处方是温性的? 肝气郁滞通常没有热吗?

因为这是一个短期的问题,因此还没有热邪的积聚。当有郁滞时,温药是较好的能促进气运行的药物,寒凉药则会导致进一步凝结,加重郁滞。因此,应当注意,肝气郁滞必然有热的成分这种说法是错误的。

4. 为什么秦老选择郁金来代替炒川楝子或延胡索?

炒川楝子和延胡索能行肝气,适用于此证,具体可见上面的加减。然而,炒川楝子和延胡索的作用更多地在气分,而郁金的作用更多地在血分。虽然此证本不是血瘀证,用郁金可防止郁滞不至于进入更深的层面。另外,郁金对心理情绪有调节作用,而其他两味药没有这方面的作用。

5. 为什么这张方子不像其他治疗肝脾不和的处方,如痛泻要方或逍遥散?

肝脾不和的临床表现形式多样,因此有许多其他潜在的合适处方,像解肝煎[14]和乌梅丸。然而,我们可以将其分成三种亚型来认识:

(1) 木克土,这是由肝气横逆所致。即肝气盛乘脾和/或犯胃。治疗方法首先是疏肝或平肝,其次是健脾和胃。柴胡疏肝散[15]和调气散[16],以及秦老上面的处方是合适的。

(2) 木不克土,也叫木不疏土,它是由肝郁所致,因郁导致肝气失于疏泄,造成脾胃功能低下。相对于木克土,这是一个虚证。值得注意的是,由于气机运行不利,时间长了,易于化热,成为内郁之伏热。

针对这种情况的治疗对策是舒肝健脾。这个"舒"的意思是与"疏"相关而且还有"补"的成分。这样一个"舒肝"的策略,就像它字面上提示的那样,是一种更为温和的消除肝郁的方法。逍遥散是代表这一治法的"旗舰"样方剂,它补肝脾。在这种情况下,单纯疏肝会造成进一步的伤害。

14　解肝煎由陈皮、厚朴、茯苓、白芍、紫苏叶、砂仁和生姜组成。

15　柴胡疏肝散由醋炒陈皮、柴胡、川芎、炒枳壳、山药、炙甘草和香附组成。

16　调气散由香附、青皮、陈皮、乌药、木香、藿香、砂仁和甘草组成。

(3) 土反侮木,常当脾胃阻滞影响肝气疏泄时发生。主要的治法是改善脾的运化功能以及和胃,这样肝之功能能自行恢复。方剂如解肝煎是合适的。

疏肝理气是治疗所有这三种亚型的核心原则,而在第一个类型"木克土"中运用其最纯粹的形式。理解这一方法的最基本形式是重要的。当面对那些常发生在肝脾不和时的复合证型时,可根据其他部分提供的信息来进行药物加减。

例如,如果有血虚,可结合补血,加入当归和白芍并去掉青皮,就像上面秦老处方加减部分提到的。这使前面秦老处方更接近逍遥散。然而如上所述,秦老这一治疗方法针对的关键病理过程是实证,而逍遥散主要针对虚证。

因此,我们总结肝脾不和的证型涉及范围从单纯的实证到几乎是虚证,并有许多继发性的证型如化热或生湿等。因此,尽管开始的分型是人为的,我们必须把它看作是可能的连续统一体,在此间我们选择恰当的治疗方法在特定的时刻治疗特定的患者。

(二) 镇静浮气法

惊恐浮荡,气不潜涵,怔忡神乱

青龙齿 4.5 克	灵磁石 18 克	朱茯神 9 克	左牡蛎 9 克
酸枣仁 9 克	柏子仁 9 克	桂圆肉 5 个	

评注

其他症状

- 心悸可能伴恐惧。
- 失眠有噩梦,梦境有危险。
- 头痛。
- 头中空虚感。
- 思维困难 / 迷糊。
- 眩晕。
- 颤抖。

- 情绪波动。
- 极度悲伤。
- 定向障碍。
- 主诉有巨大压力。
- 高血压。
- 可能有中风病史。
- 可能有心脏病或处在围绝经期。
- 脉细数,可有结代脉。
- 舌体红(尤其舌尖),无苔或舌根部有略黄较厚苔(特别在有痰的因素时)。

讨论

病位:心(其次是肝和肾)。

病因与病机:心(肝和肾)血和阴虚导致心/肝阳上升和气浮,进而扰乱心神。这可由于进行性体质倾向或更为急性的事件如产后或术后大出血造成,因为气的潜涵需要阴血。

肝与心为母子关系,因此心不宁,肝阳升。当心神不安时,心肾不交,心火宜下纳之,肾水宜上滋之,还应当注意肝,因为肝阴、肝血与肾之间有密切的联系。

这个治法从根本上是镇静安神。如果气升,人就会容易情绪化(如发怒、焦躁不安、焦虑、感到压力),也不能保持平静。

治法:滋养阴血,镇定心神和引气下降。虽然,在这样的病证中首先要补心,但也要兼补肝肾。

中药分析

总结
补益和滋养心血、心阴:

- 酸枣仁
- 柏子仁
- 龙眼肉
- 茯神

镇惊安神：

- 龙齿（入心,是重镇潜降的主药）
- 牡蛎（入肝,能平肝潜阳,所潜之肝阳是由肝阴虚所造成的）
- 磁石（入肾,能摄纳由肾阴虚造成的虚火上升）

个药特性

- 龙齿入心,是一味重镇、潜藏、下降的药。如果没有龙齿,可用龙骨 9 克代替。然而,龙齿更适合治疗心经病证,而龙骨则更适合治疗肝经病证。
- 牡蛎入肝和心,是一种收敛药,能引肝气、肝阳下行。
- 磁石重镇,入心、肝、肾。它加强了肾的摄纳能力。吴伯平老师发现在西方磁石用 9~12 克的剂量就足够了。
- 茯神、龙眼肉、柏子仁和酸枣仁都能镇静心神、使人深睡。它们的作用有轻微不同。茯神能镇静,安神,还能补心虚。龙眼肉甘温,补益心血、肝血以及心阳。柏子仁滋养心血和心阴,宁心神,也能柔肝。酸枣仁味酸、微苦,性平,它特别能安神定志,使得心情在过度思考或忙碌时平静下来。

秦老的处方是基于柏子养心丸的加减。

柏子养心丸

来源:《体仁汇编》(1549)

柏子仁 120 克	枸杞子 90 克	麦门冬 30 克	当归 30 克
石菖蒲 30 克	茯神 30 克	玄参 60 克	熟地黄 60 克
甘草 15 克			

秦老处方加减

心悸,惊恐,无法放松或保持平静: 五味子 4.5 克

伴阴虚:麦门冬 6 克   人参 4.5 克 [17]

脉不规律: 炙甘草汤 [18]

---

[17] 这三味药组成生脉饮,加入处方中能起到补心气、心阴的作用,是治疗心脏病患者的重要组合,可用于心律不齐或冠心病。

[18] 炙甘草汤用于心阴、心阳、心血和心气不足。组成为炙甘草、人参、桂枝、生地黄、麦门冬、阿胶、火麻仁、生姜和大枣。

高血压,升火(例如,身体上部经常感到热),严重失眠:紫石英 6~9 克

高血压,疲劳,伴胃气逆(例如,嗳气):代赭石 6~9 克

短暂不安和吵闹,然后疲劳和平静,对刺激敏感(电视或人的话语),很容易产生心悸或心动过速:琥珀 0.5 克(用粉剂,无需煎煮)

耳鸣:知母 6 克 黄柏 3 克

心悸,记忆力差,睡眠差(例如,睡眠浅和经常醒来),做噩梦,意识模糊,思维不清晰:远志 4.5 克 石菖蒲 4.5 克 夜交藤 6 克 合欢皮 4.5 克

小贴士:这些患者通常还可得益于一些药物或气功锻炼,它们的作用使气下降。

问题

1. 如果有血虚的因素,此时能用当归和党参吗?

当归和党参常用于补血,然而在这种情况下,它们药性过于温,可能会加重病情。因此不建议使用。

2. 为什么龙齿在这里只用小剂量?

龙齿在此作为心的引经药,因此不需要用它来过度地镇心,仅仅是改变心气的方向。而其他针对肾与肝的重镇药要用更大的剂量。

(三) 升举气陷法

宗气沉陷,清阳不升,委顿困倦

炒党参 4.5 克　　炒陈皮 4.5 克　　生白术 4.5 克　　清炙草 1.5 克
炙升麻 2.4 克　　炙黄芪 4.5 克　　软柴胡 2.4 克

评注

其他症状

与气虚相关的症状

- 精神疲惫。
- 气短。

- 易感冒。

- 自汗。

- 肢倦。

- 膝软[19]。

- 无法长时间或大声说话(可以大声讲话约 10 分钟然后声音变得低沉)。

- 消化不良(可有好胃口但是消化食物有困难)。

清阳不能上升的症状

- 眩晕。

- 记忆力减退。

- 模糊的思维。

- 苍白、黯黄的面色。

与中气下陷有关的症状

- 下腹部坠胀。

- 经常便溏。

- 器官脱垂。

- 子宫出血。

- 白带绵延。

注意:并没有提到火的征象(阴火症状)。详见后面的问题。

- 脉软、濡、弱

- 舌淡、胖、润、嫩,边有齿痕

讨论

病位:中焦。

病因与病机:中气下陷,阳气不升。因为脾主中气,这个证与脾最为相关,主要来自气虚。然而,根本的问题仍是气机损伤,它不同于单纯的脾 / 中气虚的证型(见后面的问题)。在今天的诊所里,此证大都由内在失和造成。

很重要的是要估计相对于单纯气虚,机体气机的损伤有多少,这能帮助我

---

19 虽然膝软通常与肝肾虚有关,但这里是由气虚引起的。

们确定治疗方法。中气下陷和清阳不升基本用相同的方法治疗,然而治疗单纯的脾虚与治疗中气下陷是不同的(见第五章"补益建中法")。

治疗原则:补益,升举中气。

注意:这个处方既不适合任何虚火,也不适合实证引起的气逆上升。在这两种情况下用这个处方会造成更多的火热上炎。

中药分析

总结

- 蜜炙黄芪升提中气。
- 炒党参健脾。
- 白术补中气燥湿。

个药特性

- 蜜炙黄芪和炒党参合用益气、补益中气。蜜炙黄芪补宗气并能升气。它并不真正补脾的运化或有助于脾的消化能力。蜜炙黄芪在脾消化功能减弱时能引起腹胀,因此只能用小剂量。如果虚火上炎则不要用任何形式的黄芪。炒党参能补中焦之气,增加脾运。

- 白术和清炙甘草补气,健脾,燥湿。清炙甘草都用小剂量,因为它味太甘甜会导致脾运不佳。

- 吴伯平医师更喜欢用炒柴胡,它与制升麻都是轻药,能引气上升,被认为是阴中之阳药。它们引导黄芪与党参的补益作用向上。没有补益就不能升提,如果补益而不能促使气动起来只会进一步抑制气机运行,导致虚证。

- 炒陈皮芳香,醒脾,能促进气的运行。这一点是很重要的,因为气虚通常导致中焦气运损伤。

问题

这些中药有许多炮制方法,对这些中药的意义又是什么呢?

注意以上的炮制方法会使得这些药物性质改变以适合个体患者的表现,能确实提高处方的效果。以下是一些需考虑的重点:

炒党参:它没有党参那么黏滞,如果患者有脘腹胀满,重要的是不要再去用甘味黏腻的党参。

炒柴胡:炒柴胡更多地作用于脾而提升清阳。比较起来,柴胡也有升的作用但它更适合外感病证。醋炒柴胡则不能用于此,因为它几乎没有升清阳的作用。

制升麻:这个炮制方法减轻了升麻的辛散性质,又加强了它在中焦的升提作用。

炒陈皮:减轻陈皮的燥与辛散之性,这样就不至于损伤脾阴。炒陈皮还有更强的增强中焦功能的作用。

秦老的处方是基于补中益气汤的加减。

补中益气汤

来源:《脾胃论》(13 世纪)

黄芪 1.5~3 克	人参 0.9 克	白术 0.9 克	炙甘草 1.5 克
当归 6 克	陈皮 0.9 克	升麻 0.9 克	柴胡 0.9 克

(这个原始剂量是根据粉剂而来的)

秦老处方加减

血虚(伴随气虚患者通常会发生):当归身 2.5 克

严重出血:增加黄芪的用量,再加入少量土炒当归

肾精不足(通常发生在此证型中):制黄精 9 克 [20]　山药 9 克

食欲下降和消化不良:谷芽和麦芽各 6~9 克

颈背部紧、痛,易疲劳,头晕,眩晕 [21]:煨葛根 [22] 6 克(特别是在有便溏和尿频时)

极度虚弱(如外科手术后,慢性腹泻):高丽参 4.5 克(代替党参)

极度虚弱(气阴两虚):西洋参 4.5 克(代替党参)

极度虚弱(长期易感冒与感染的问题):灵芝 1~5 克 [23]　冬虫夏草 1~5 克(灵芝、冬虫夏草有多种形式的制剂,剂量可从每天不到 1 克至 5 克,可用以上

20　制黄精不像熟地或生地那样黏腻。

21　这些症状是由阳气不能到达头部造成的。

22　煨葛根能升气与津液。

23　灵芝不但能激发免疫系统,还能平衡免疫系统,因此它能用于治疗多种自身免疫性疾病。

两味生药加入处方中煎汁或只服胶囊）

铁皮石斛[24]（特别是阴分也受损时）

将灵芝和西洋参各等分研成粉末，装入胶囊。每日二次，每次二粒（一粒相当于 0.33 克）。若中焦寒甚，此法不适用。

问题

1. 这个处方是否能治疗阴火？

李东垣用补中益气汤来治疗一种阴火，这种阴火本质上是指气虚（或气陷）证造成多种热的征象，特别表现在身体的上部。然而，在本证型中没有描述热和阴火的表现。这是秦与吴两位医师想要强调该处方的主要应用原理。此外，在他们的临床经验中真正的阴火在现代已很罕见，仅发生在严重脾虚患者中。因此，在有热象时我们要特别小心地应用此方，尤其在病机不太清楚时。

2. 为什么在描述补中益气汤时通常应用"中气"，而秦老则用"宗气"的名称？

秦老运用"宗气"的名称来强调这个问题产生的系统效应。再则，由于这两种气在生理上的相互关系，用"宗气"提示"中气"也受累了且已经下陷。举例来说只用"中气"主要指问题集中在消化方面（见第五章"补益建中法"）；而"宗气"通常包含更广泛的症状，可有或没有消化系统的主诉。

3. 如果想要有更明显的提升中气的效果，靠增加柴胡和升麻的剂量行吗？

柴胡和升麻两药的剂量在方中是适当的，不应增加。它们只是引药，通常引药最好用相对低的剂量。另外，大剂量的柴胡能伤阴，导致眩晕。我们可增加白术、党参，甚至黄芪的剂量（如果消化功能未受损伤）。举个例子，白术和党参不像柴胡那样提升气，但它们能培补气，因此气也能被提升。

4. 如何来区分本证与脾虚的基本证型，为什么秦老讲疲劳是本证的关键症状？

疲劳在本证中是一个重要特征，它同样出现在单纯的中焦虚弱证中（见第五章）。应注意秦老在这里没有把任何消化道的主诉作为主要表现，在讲补中

24　铁皮石斛是一种特殊的石斛品种，微甘、微寒，能大补精血和津液，调整阴阳平衡。能补心、肝、脾、肺和肾阴。对长期抽烟、过劳、失眠，或神经过度紧张的人有益。

益气汤时他也没提出它有治疗消化道症状的功能。本证很少有关于消化道的主诉，而更多地涉及气机。如果出现消化道主诉，本方必须加减后应用或者不用。此外，本证还应能见到一些气陷或清阳不升的症状，像头昏、眩晕或脏器下垂。另外，中焦虚弱之证的脉象表现为右关脉沉、弱；而在本证中寸脉更弱。

5. 为什么秦老没有提到把内脏下垂作为一个关键症状？

理解此证与内脏下垂的关系是一个相对现代的进展，在过去由于缺乏现代影像学的工具，不能确切诊断多种内部脏器下垂。而现在我们更能认识到中气下陷与内脏下垂的重要关系。

6. 为什么黄芪要用蜜炙的形式？

蜜炙黄芪比生黄芪补益作用更好。更具体地说，它的效果更久，不但能更长时间改善脾的功能，而且可作用于更深水平。生黄芪更多地作用于表层，其升提之力更强。此处之所以选用蜜炙黄芪，是因为为了纠正"本"的问题（由虚造成的气下陷），我们不但需要提升还要在实质上补气。秦老喜欢选用更温和的药物，这样既能减少出现副作用的机会，又能让他的处方被患者更长时间服用。

7. 为什么方中选用白术代替炒白术？

炒制的方法对有消化道主诉者更好，特别是在有湿的时候。炒白术促进脾运的效果更好，而生白术增强脾气的效果更好，且使其更能升举。正常时此证几乎没有消化道主诉。然而，假如症状中出现了消化道主诉，也能选用炒白术。

本章总结

治疗气病相当复杂。只有牢牢掌握了以下这些关键点，就可以变得相对简单：

- 郁者、结者理之。
- 逆者、浮者、散者、乱者镇敛之。
- 陷者、沉者升提之。
- 疏理主要在肝，兼顾脾胃。
- 镇敛主要在心，兼顾肝肾。
- 升提主要在脾，兼顾肺肾。

所有这些方法都能处理气流行不当。对气虚的治疗参见第五章的特异性补虚原则。

第四章

血的治疗律

【来源】

● 水谷精微所化。

血是从水谷精微转化而来。血的产生基本取决于正常的脾胃功能伴随充分的营养吸收，两者缺一就会造成血虚。

【病机】

● 起居不节，七情过度，劳倦色欲饮食等伤，皆足以动火损气，火动则血热妄行，气损则血无可附，于是妄行于外。

生活不规律、七情不遂、过劳、纵欲过度及饮食不节都能动火损气。火动导致血热妄行。在气受损的情况下，气不统血，血溢于脉外（出血）。

生活不规律主要针对睡眠与饮食习惯而言。

不良饮食习惯包括饮食不定时，吃得迟或有一顿、没一顿，吃得过快。不良睡眠习惯包括睡眠不规律，睡觉太晚，和/或睡眠不足。通常一个人需要7~8个小时睡眠且应在晚上十点钟之前就寝。

火邪和气虚是出血的核心原因，其他原因是血瘀与血寒。血瘀在此处未提及是因为它只是继发于气郁、热、寒、湿、外伤或气血不足等原因。血寒引起的出血虽然在后文中有提及，但它并不常见。

【见证】

● 妄行于上则吐血衄血。

也包括其他上窍出血,如耳朵出血或咳血。

- **流注于下则溺血便血。**

血流注于下则可见尿血、便血。也可见阴道出血。

- **壅滞经络为痈疽。**

血瘀滞于经络可导致疔疖、痈疽、痤疮等病症,常常由于血热与血瘀结合所致,因此当看到脓时,常有血瘀的因素,而不仅仅是由火/热或寒毒所致。这些病症也可能由潜在的血虚所致。

- **郁结肠脏为癥块。**

血壅滞在肠或脏就会形成固定的肿块。例如,许多子宫内膜异位症与子宫肌瘤都是由血瘀导致结节形成所致,常合并其他因素如痰。

- **乘风热为斑为疹。**

风热在血分表现为许多种皮肤疾病,如荨麻疹、湿疹、过敏性皮炎。

- **滞阴寒为痛为痹。**

阴寒引起的血滞会导致疼痛、痹证的产生。它能发生在腰、膝、关节或肌肉等部位,它也能表现为这些部位的麻木。另外寒与湿经常同时存在。严重时四肢末端会因遇冷而发白或因坏疽而发黑,就像西医学的雷诺综合征、类风湿关节炎和血栓闭塞性脉管炎。

伴随的症状可有下腹疼痛和冷感,尤其在月经期容易出现,常提示胞宫血瘀、寒湿结合。

由于寒邪常常可能与血瘀同时出现,许多治疗血瘀的处方是热性的。然而在现代的诊所里,热邪(湿)与血瘀壅滞的情况更为多见。

总结:虽然会有血虚、血热和血瘀,但是它们常与其他病邪如风、湿、痰或寒邪结合而导致病情的复杂化。特别是血瘀,它由许多原因引起,一旦形成会产生许多继发性病症。

【辨证】

- **热积肺胃——胸满脉实。**

这是一种气分和血分的热,通常是一种急性病症。常有胸痛与咳血,脉弦而有力。可见于肺炎或过食辛辣食物等情况下。

- **大怒气逆——面青脉弦。**

这是一个阳、火、气和血上升的证型,造成血盛壅滞于头。这是一个很严重的证型,而不仅是一个血瘀证。有以下两个方面需要了解。

1. 尽管致病因素中有热/火的成分,但是面色不是红或紫色。面色是肝脏之色——青绿色。如《金匮要略》书中所述,这是一种真脏色,提示一种严重的证型。

2. 尽管该证型的致病因素中有热/火的成分,但是还会出现手脚冷、鼻尖冷等。这是由于过度的阳转化成阴和热极生寒所致。这个证型可导致意识丧失。治疗应直接降逆、行血和凉血,而不是直接治疗瘀和寒,治疗瘀和寒是第二步。治疗方案之一是选用滚痰丸加凉血中药如牡丹皮、赤芍和生地黄。

- **阳虚而血外走——虚冷恶寒。**

这是一个伴有明显恶寒症状的出血证型,可见于月经紊乱、晚期恶性肿瘤和老年人出血。这与单纯气虚引起的出血有很大的不同。因此仅仅应用黄芪与白术来治疗是不够的,而必须使用补肾阳的中药如制附子和肉桂。

其表现为出血,血质稀薄如水。其他症状包括身体或肢体浮肿,舌淡、润,还可能会有黯或甚至黑或白腻苔。

- **阴虚而火上亢——咳喘内热。**

这句话说明秦老理解血虚常与阴虚同时发生,这表现出火来自阴虚和血虚,可考虑使用生地黄、玄参、何首乌和阿胶来治疗。

虽然阴血亏虚之火证的表现形式多种多样,严重的证型常常会有呼吸系统症状,除了上面提到的还包括无法深呼吸、呼吸短促、口干咽痛,尤其在晚期肺癌、化疗和肺结核患者中特别常见。火盛导致阴血受损,而阴虚与血虚又进一步产生火。

- **劳心不能生血——烦心躁闷。**

这是一个血虚的证型,它的治疗方法要参考第五章虚证的治疗。这一证型可见出血症状,如牙龈出血、鼻出血或者眼结膜出血,但是这些出血仍需用补益之法来治疗。

- **劳力不能摄血——自汗倦怠。**

首先此证是伤气,然后又伤血,气不摄血,导致便血、阴道出血、咳血等。此时血色淡,质稀薄,不断地滴下。

- **郁结伤脾——忧恚少食。**

从本质上来讲,此证是由于潜在的肝血虚导致肝郁,继后肝木侮土(脾),减弱的脾功能又导致血虚,并导致恶性循环。其他症状包括虚性的失眠,浮阳上亢引起的烦躁不安,眩晕伴有头部空虚感,负面情绪(如抑郁)及消化不良。

- **劳伤肺气——久咳无痰。**

肺气损伤导致肺阴、血不足。虽然在燥痰里会混杂血迹或小血块,但通常这不是一个血证。也可能出现气短、心悸,或只是频繁出现轻微咳嗽。它可以由如下疾病造成,如全身衰弱、肺结核、慢性发热或化疗之后。

- **血气不统——血必漫散。**

这是一个气血两虚证,它可能会在身体任何部位造成出血。"漫散"是指血的性质:它是稀薄的、水样的,没有气味。通常没有感觉或痛。

- 积瘀停蓄——血必成块。
- 郁结在上——血必紫色。

出血紫色表示郁积是一个慢性的问题。它是来自身体上部陈旧性的出血，常通过咳嗽或呕吐排出。与身体上部新近发生的出血比较，它们的颜色不一样，新的出血是亮红色的，可能与热有关，需要用凉血的方法如犀角地黄汤来处理。如果血色紫黯，我们就不能用凉血法，可用血余炭或藕节炭。与下一条来比较。

- 虚炎下逆——其血必鲜。

本质上这是由阴虚火旺造成的出血，血的质地更黏稠，涉及出血的区域/组织结构会有热感（如直肠、阴道）。我们应当用养阴而又不太滋腻的中药如白芍炭、地黄炭和藕节炭。

- 感寒互凝——其血黯黑。
- 肺脏生痈——血必兼脓。
- 痰火炽热——先痰带血。

这是实证的表现。举个例子来说，如肺炎，咳嗽吐痰一段时间后，开始出现痰中带血。

- 阴虚火猖——先血后痰。

这是虚证的表现。它是一种虚劳的慢性病症，可能先咳血，但不能排出痰，后来可开始吐痰，也会出现口干、咽痛、失眠、骨蒸等。

- 食伤胃脘——饱闷吐血。
- 酒伤清道——呕血酸腐。

【治宜】
- 吐血[1]，宜降气不宜降火，宜行血不宜止血。

1　指经口腔流出血的情况，如咳嗽或呕吐。

吐血的治疗,应该降气而不宜用寒凉之药降火,应该促进血液运行而不是止血。这里的寒凉药指栀子、石膏或大黄一类。它们在止血的同时会造成进一步阻滞(气滞),容易损伤正气。吐血或呕血常由虚引起,用药必须小心,以防造成进一步损伤。举个例子,如吐血或呕血不是由火引起的,考虑用桑白皮、枇杷叶、蜜制旋覆花。其他引气下行的止血药有藕节、生地黄、仙鹤草、赤芍炭和丹皮炭。但要注意鼻与眼睛的出血通常是个例外,更可能属于实热证,这时用药就不必太顾虑损伤正气了。

另外,在出血时不要直接去止血。这是指不恰当地应用那些直接止血的中药,因为它们能造成阻滞。例如血余炭、熟地炭和阿胶,这些药都有造成郁滞的倾向。促进血行的中药如丹皮炭、藕节炭和赤芍炭均可安全使用。这一点应当注意,特别是在临床有任何郁滞的提示时。例如,不规则的子宫出血伴有很多血块,医生通常会用止血药,但是除非出血量很大或患者身体很虚,否则这样的用药是不正确的。当然用止血药之后出血是会减少,但也会增加下焦的瘀滞,造成血色更黯,增加下腹痛与后腰痛,导致失眠;于是这个病症就会变得更难以治疗。

虽然第一部分的治疗原则专门针对从口腔排出的出血(如咳血或吐血),但也可看成是出血总的治疗指导方针。

诸脏血病,各有所用:

肺——宜清降不宜升散。

心——宜养营不宜耗散。

脾——宜温中不宜酸寒。

肝——宜疏利甘缓不宜秘滞。

肾——宜壮水滋阴不宜克伐。

【总结】

· 行、止。

行血和止血,是两个独立而又基本的治疗血病的方法。当然,它们常常会合并其他方法使用,如凉血。

本章中的治疗方法针对看得见的或感觉得到的血病表现,如出血、疼痛或包块。它们本质上是血瘀与出血的病证。

(一) 清凉血热法

血分蓄热,妄行溢血

鲜生地[2] 9 克	粉丹皮 4.5 克	大白芍 4.5 克	黑山栀 4.5 克
金银花 4.5 克	淡黄芩 4.5 克	鲜藕汁 1 杯	

评注

其他症状

- 上窍(鼻、耳、眼、口或皮肤)出血,血的颜色是鲜红色。
- 面红目赤。
- 热的感觉。
- 容易出汗。
- 头痛或偏头痛。
- 咳嗽。
- 口干和 / 或口渴,有强烈的饮水欲望。
- 食欲不振。
- 失眠多梦。
- 夜间烦躁不安(白天相对平静)。
- 耳内有火车样响声。
- 便秘。
- 尿深黄色,有灼热感和强烈的气味。
- 咽喉部有带血的痰吐出。
- 月经病如月经提前或经闭(月经不来)。

2　鲜地黄,性更凉,比生地黄补益作用弱一些。

- 可能出现血小板减少症。
- 动脉或促脉和数脉,特别在寸部,也会出现细滑脉。
- 舌色鲜红特别是在舌尖,有红色芒刺,舌干苔黄。

讨论

病位:这是一个由于血中有热导致身体上部出血的证型。这个"热在血分"与温病卫气营血辨证里的血分病不一样。如按温病的分型,它有点介于气分病与营分病之间。

病因与病机:这个证型可由外邪侵入、七情内扰、饮食不节(如过食辛辣食物)或肝火炽盛引起,这些病因可造成热积聚在血分,引起阳络损伤,就导致血的妄行和溢出。

病程:虽然该方法基本上是治疗一个急性过程,但处方经加减也可治疗慢性的表现。

治疗策略:

治本:滋阴凉血。

治标:清热、收敛止血。

清气分对血病治疗是一个重要补充,否则这个治疗策略是不正确的,血也难以止住。

中药分析

总结

- 凉血:鲜生地、白芍、牡丹皮、赤芍。
- 清气分:金银花、黄芩。
- 清气和血:黑山栀。
- 补血:白芍、鲜生地。
- 所有中药的药性是凉性的或寒性的。

个药特性

- 鲜生地微苦,滋阴,凉血、止血。
- 白芍滋阴和营。与鲜生地合用能凉血、宁血。
- 牡丹皮被认为是凉血的最佳选择。它不但能止血,也能化瘀。

- 黑山栀性润、苦、寒，能清三焦之热。炮制过的山栀入血分，生山栀入气分。

- 金银花、黄芩、生藕汁都能通过清热、收敛止血来治标。生藕汁不用煎，但与药汁和匀同饮。如果买不到生藕，可用藕节 9 克替代。

秦老的处方是基于犀角地黄汤的加减。

犀角地黄汤

来源：《备急千金要方》(7 世纪)

犀角 3 克　　　生地黄 24 克　　　芍药 9 克　　　牡丹皮 6 克

秦老处方加减

出血不止或严重出血：

▶ 地黄炭、白芍炭、丹皮炭、银花炭或藕节炭(代替生藕汁)。然而，也不能用太多的炒炭的药味。

▶ 水牛角 15 克。

慢性鼻出血： 大小蓟各 6 克 [3]

合并血瘀(唇紫，舌有瘀点，眼睛有红丝)：可用赤芍代替白芍，或两药并用。

情绪不安、脸红： 灯心草 2~3 克　　淡竹叶 3~5 克　　石菖蒲 3~5 克

阴虚(骨蒸或盗汗)：玄参 9 克

胸部、胃脘发热并便秘： 连翘 4.5 克　　熟大黄 4.5 克

根据出血的部位：

- 鼻出血：白茅根 6 克　　大小蓟各 6 克

- 眼睛出血(目赤或结膜出血)：青葙子 4.5 克　　炒决明子 4.5 克

- 咳血：侧柏叶 4~6 克　　茜草根 6~9 克　　鲜芦根 1 尺或干品 9 克

- 咳吐血和黄痰：瓜蒌皮 4.5 克

- 耳朵出血：知母 9 克　　龙胆草 4.5 克

如果有慢性伏热，可考虑用有清利功效的清骨散 [4]。

3　这两味药可单独用于儿童鼻出血。将两味药一起煎 7~10 分钟，可加一些调味品(如香草，但不能加巧克力，因为它能加重出血)饮用。

4　清骨散由青蒿、鳖甲、银柴胡、胡黄连、知母、地骨皮、秦艽和甘草组成。

问题

1. 当出现明显失血症状时,使用补血药如何首乌、当归或熟地黄是否恰当?

虽然基本的治疗策略是滋阴,但由于阴与血密切相关,我们的处理必须轻、清、柔、快。因此不能使用这些中药,因为它们味厚质腻,在这种情况下应用又过于温性,会造成失血增加。

2. 为什么方中有金银花? 是否体内有毒素或外邪?

金银花主要清气分之热,它也有使热从气分、营分或两者之间的层次外泄的能力。

相比之下,薄荷也有驱邪的作用,但它对表层的作用较强。栀子也能清气分与血分的热,但几乎没有逐邪外出的能力。金银花质轻,与身体上部有亲和力;它甚至还有轻微的增液作用,尽管在这种情况下意义并不大。这个处方的主要目的是清热,在这个证型中没有毒素和外邪,金银花之所以被选用是因为它能引热至体表,又同时能清内热。

3. 如果有出血,秦老为什么不使用常用的炒炭的炮制中药来进一步提高处方的止血能力?

我们注意到在这个处方的加减中,如果出血严重时,建议用炒炭的中药。然而炒炭的中药,尤其是与寒凉药物一起使用时,将会产生阻滞,引起进一步的并发症。如果执行以上治疗策略而出血又不太严重时,不应使用炒炭的中药。因此,我们应使用常规炮制的生地黄或白芍,因为它们能更好地凉血。

4. 这个处方是基于犀角地黄汤而制订的,为什么秦老去掉犀角或其替代品水牛角?

秦老通常喜欢使用轻药,而犀角是作用十分强的一味药,仅在他认为绝对必要时使用(见第十一章"宁静君火法")。去掉犀角之后,处方就变得更灵活而安全(可适用于急性与慢性两种表现)。秦老认为如果临床表现严重时当然还可以加入犀角(编者注:犀角现已禁用,临床用适量水牛角代替)。本方中用金银花、藕节、黑山栀和黄芩代替犀角,药性平和,又避免了使用稀缺动物制剂,价格也便宜。

5. 如果没有出血,方中藕汁/藕节可去掉吗?

即使没有出血,我们还应该保留藕汁/藕节,因为其为优良的凉血药并能祛瘀。

6. 如果是一个上焦有热的证型,为什么还会有月经病、便秘和深黄色的尿?

虽然这个病证主要是上焦病的证型(有口干、咽痛、干咳、胸痛、高热或头痛等),但它也可能有下焦热的症状。一旦身体某一个部位有热,它能通过许多身体内在的生理关联,转移到其他部位(如肺与大肠相表里,当肺热不能祛除时,会移至大肠造成便秘)。

(二) 温和血液法

血分有寒,瘀涩凝滞

肉桂心 1.2 克	炒当归 4.5 克	蕲艾绒 4.5 克	酒白芍 4.5 克
炮姜炭 2.4 克	大川芎 2.4 克	紫降香 1.5 克	

评注

其他症状

- 下腹部在主观和 / 或客观上的寒冷感觉,局部热敷可改善症状。
- 下腹部疼痛,尤其是在经期或按压中极、关元穴时。
- 月经推迟(如 40~50 天)。
- 月经黯褐色伴有血块。
- 月经开始时仅有点滴出血,持续 1~2 天后月经才真正开始。
- 月经来时伴小腹冷痛或痉挛。
- 严重时会停经。
- 大便可能含血(黏腻的黑便)。
- 大便次数少,稀软便或水泻。
- 腰痛和疲劳,尤其在经期更严重。
- 不孕。
- 脉沉和涩。
- 舌胖,黯淡,有白色或灰色黏腻苔。

这在女性疾病中常见。

讨论

病位:寒在血分(子宫)。

病因与病机:通常由血中的寒湿引起,源自下面两个因素:

1. 内寒 常见冲任不足导致血液凝结。

2. 外寒 包括暴露在寒冷的环境或喜冷饮生食,会导致月经后期、不畅或少腹痉挛性痛。外寒若不祛除会导致里寒,影响此后的月经。

治疗原则:血得温则行,应予温药与和药来行气理血。

中药分析

• 艾叶暖宫,温通血脉、止痛。这是治疗许多由寒湿引起的妇科疾病的一味重要中药。

• 炒当归和川芎是作用于血的阳药,能温养血液,行气活血和缓解疼痛。当归炒制之后可增加它的温性,减少它的油性,其油性会影响脾的运化功能。

• 酒炒白芍是一个作用于血的阴药,它能补阴血。酒炒使它的药性从凉性变成温性,也改变了它的酸性,使它有温和的养血、缓急和止痛作用。

• 炮姜炭入血并温血,它能温燥寒湿(见后文问题 3)。

• 肉桂性热,入心、肝的血分而养血,它在血分有化瘀能力,也能温养肾脏。

• 降香十分辛香,温通气机。它首先促进气行,继后散瘀滞(特别是血、寒、湿的瘀滞)。它也能使月经通畅。

注意:降香与肉桂必须研粉装入胶囊吞服或冲入药汁中服。

建议:从月经来前一周服此方,月经来后停服。

秦老的处方是基于胶艾汤与少腹逐瘀汤的加减。

胶艾汤

来源:《金匮要略》(3 世纪初)

| 川芎 6 克 | 阿胶 6 克 | 甘草 6 克 | 艾叶 9 克 |
| 当归 9 克 | 白芍 12 克 | 生地黄 12 克 | |

少腹逐瘀汤

来源:《医林改错》(1830)

炒小茴香 1.5 克	炒干姜 0.6 克	延胡索 3 克	当归 9 克
川芎 3 克	没药 3 克	肉桂 3 克	赤芍 6 克
蒲黄 9 克	炒五灵脂 6 克		

秦老处方加减

冲任不足:紫石英 9 克(也可用白石英或白果)

● 冲任不足的关键症状:经常腰痛,性欲低下、不孕或流产,尺脉弱。

月经紊乱:

鸡血藤 4~6 克

茺蔚子 6~9 克(如果有头痛)

益母草 6~9 克(如果有明显的寒证要慎用)

经前期综合征,以乳房和胸部胀满以及呼吸浅为特征:川楝子 4~6 克　延胡索 4~6 克

情绪不安伴失眠:夜交藤 6 克　远志 4.5 克

痉挛,痛,体内结节和肿块,血块:失笑散(五灵脂 4.5 克　蒲黄 3 克)

性欲低下、腰痛、手脚不温、尿频:淫羊藿 4.5 克

肾虚(感到非常冷):熟地黄 9 克与细辛 1 克同炒(熟地滋腻,加细辛能使其补而不滞,温命门与冲、任脉)

通常治疗这个证型还可以用凌霄花、玫瑰花和赤小豆,所有这些都是很温和的中药,且都能行血。

问题

1. 该处方是根据四物汤而来,为什么没有熟地黄或生地黄?

生地黄味苦性寒,熟地黄味厚质黏腻,因此都没被选用。

2. 既然方中用了肉桂和炮姜,那么在此证型的治疗中是不是还可以用制附子和干姜?

在此制附子和干姜由于它们燥性太大、作用太强,不适合用于血分病。此

外,此处也不宜使用生姜,因它最适用于上焦病证。

有三种姜制品：

生姜最适用于上焦问题(如风寒),它最能行与逐。

干姜最适用于中焦问题,它能温脾胃。

炮姜最适用于下焦问题,它对子宫的效果特别好。

3. 为什么秦老在此方中以炮姜炭来代替炮姜?

在这个证型中有深层的寒湿交阻,炮姜炭深入血脉和经络,把寒与湿分开。相比之下,炮姜只能进入脏层,而不能深入血分。此外,炮姜炭作用更轻,因此它对于许多有潜在性虚证且胃又很敏感的患者更适宜。炮姜比炮姜炭更辛散,会刺激胃,造成胃痛。然后当体内有大量湿的情况下,我们能利用其辛味,故仍可用炮姜。

（三）通经祛瘀法

下焦瘀血,月经闭滞

全当归 4.5 克	大川芎 2.4 克	炒赤芍 4.5 克	鸡血藤 4.5 克
怀牛膝 4.5 克	茺蔚子 4.5 克	月季花 3 朵	

评注

其他症状

月经

- 经血呈黯黑色。
- 许多血块。
- 停经伴下腹痛。
- 小腹常有一种短暂的小肿块的感觉。
- 经前期腰痛、腹痛、乳房胀痛。
- 经前期便秘。
- 经前期面部红斑、红点或色素沉着(月经来后消失)。
- 子宫内膜异位症。

其他

- 通常不出现身体时冷时热。
- 所有的症状在下午、傍晚加重。
- 脉沉和涩。
- 舌黯紫,薄白苔,舌下静脉增粗、色黯。

讨论

这是一个血分凝滞、血瘀较上法所主之证更为严重的证型,其为有形之邪所致,不伴发热,仅仅与女性有关。此法常在月经期前后应用,且相当常用。

治疗原则:行气活血。这一治则比前者更强。

中药分析

- 炒赤芍行经络之瘀滞。炒用减少它的凉性,加强了其行血的能力。未经炮制的赤芍相对"静"。
- 鸡血藤能通络、通经,养血而不滞,祛瘀而不伤正,可用较大的剂量。
- 茺蔚子入血分,调肝经,通冲任,祛瘀,它是畅通月经的良药。特别是它能引气下降、引水气下行排出体外。例如,它有益于经期偏头痛的治疗。
- 牛膝味酸性平,养血活血并引血下行。
- 月季花甘、温,入肝经,行气活血。通常用于女性在经期或经前由强烈的情绪(如十分悲伤)变化引起的月经失调,也可用于失眠伴夜间噩梦。如果没有月季花,可用玫瑰花 2~3 克,凌霄花 2~3 克或藏红花 0.5 克来替代。

这个方子虽比前一方法所用方剂的作用强,但它还是一个相对的轻剂,可在月经来前服用一周。如果月经不规律或推迟,可以服用更长时间。

这个处方并没有单一的基础方,但我们可认为它是四物汤的加减,其中以赤芍代替白芍,这样增强了四物汤的活血化瘀功能。

四物汤

来源:《太平惠民和剂局方》(1078)

| 熟地黄 9~12 克 | 白芍 9~12 克 | 当归 9~12 克 | 川芎 3~6 克 |

秦老处方加减

腹痛或乳房胀痛：制香附 4.5 克　炒枳壳 4.5 克

痛甚：延胡索 4.5 克　川楝子 6 克

经血难于排出，伴小便不利：益母草 9 克

月经排出物中除血还有水 / 黏液：泽兰 [5] 4.5 克

出现情绪问题（如烦躁不安，失眠或多梦）：玫瑰花 3 克　凌霄花 3 克

月经期或经前期便秘：桃仁 9 克　红花 3 克

问题

1. 如果该方是由四物汤而来，为什么秦老要去掉熟地黄？

熟地黄太滋腻易在体内产生更多瘀滞。

2. 为什么秦老选用茺蔚子来代替益母草？

茺蔚子是益母草的种子，二者相似都能通经，也都有活血行血的作用。然而茺蔚子作用更强，它比益母草更能进入深部络脉，起到活血作用，而益母草仅能祛除血脉中的瘀滞。如果患者的头部受到影响，这更是应用茺蔚子的指征。例如患者出现那种难于准确描述的深部头痛，这提示全身深部络脉已受影响，而不仅是下焦的瘀滞。

在这个证型里如果没有头部症状我们可单选益母草。然而，如果有腰痛和/或胸痛，就可二者合用。那些其他部位的疼痛表示在那儿有大量血液瘀滞，这就需要更大的药力。茺蔚子与益母草有协同作用，它们一起使用能特别加强在下焦的活血作用。

3. 为什么秦老选择怀牛膝来替代川牛膝？

虽然川牛膝有更强的活血作用，选用怀牛膝是因它还有补益作用，这是在月经期出现大量出血时所需要的。怀牛膝补血与活血的比例大约是一半对一半（50∶50）；川牛膝补血与活血的比例大约是 20∶80，如果月经非常不畅和小便困难时应选择川牛膝。

5　泽兰入络、也部分入经。它有轻微利尿功能，与佩兰一样也有化湿能力。

（四）攻破血积法

瘀血积聚，癥块石瘕

当归尾 6 克　　京三棱 4.5 克　　杜红花 2.4 克　　蓬莪术 4.5 克
紫丹参 4.5 克　　桃仁泥 4.5 克　　泽兰叶 4.5 克

评注

其他症状

• 腹部肿块、积聚如结节、神经瘤、肌瘤、纤维瘤或任何腹部可触及的肿块。虽然它们会随月经周期而变化，但还是较大的、清晰可触及的。甚至包括触摸不到的，而现代医学诊断方法能显示的体内深部或子宫内膜内的肿块。

• 严重的疼痛。

• 入睡困难。

• 月经开始就不畅或断断续续。

• 患者会有现代医学的诊断如子宫内膜异位症、盆腔感染、妇科肿瘤或不孕症。

• 脉沉、涩。有时脉沉以至无法摸到，这不一定是虚的表现，而提示身体内部深层有严重的瘀滞。

• 舌黯紫有许多瘀点。

讨论

病程及治程：这个疾病的形成是一个渐进过程，也要经过比较长的治疗过程，至少需半年。

该处方可在月经前 7~10 天开始用，以用来祛血瘀。也可选择在经期使用，以进一步帮助祛瘀。如果排出许多血块，这是一个好的迹象。可在每个月经周期服药 15 天，持续数月。这个处方是安全的，可长期使用的。不过如果患者有虚的表现，最好随着经期结束，用些补益的方子。

治疗原则：在养血的基础上行血，在行血的基础上逐瘀。此方较前通经祛瘀法的处方作用强,医者需适当地辨证使用。

中药分析

- 当归尾:养血,入经络(特别在血分),破血瘀。
- 丹参:苦、微寒,入脏器层面,活血,也能轻微地养血。它是作为一味温和的药味被选用的。
- 桃仁与红花是对药,它们共同作用于机体能活血祛瘀。桃仁味苦,性平略甘,它能入脏。它能特异性治疗体内严重的血瘀与月经障碍。桃仁要打碎后煎。红花辛温,入经络和血脉。
- 三棱与莪术也是对药,它们共同作用可破积聚,逐血瘀,也能化气滞。莪术味苦,性平到温,主要作用于气分;三棱辛苦,味凉,主要作用于血分。
- 泽兰味苦、辛,微温,药性十分平和,它能活血,行水消肿,调经。它入肝经,因此适用于许多妇科疾病,特别是当伴有血瘀夹杂水液问题时(身体浮肿或腹部因水肿而发胀、疼痛)。我们常注意到当出现一个慢性血瘀证时,通常伴有水液的病理性状况与痰。

秦老的处方是基于桃红四物汤的加减。

桃红四物汤

来源:《医宗金鉴》(1742)

川芎 3 克	当归 6 克	炒白芍 6 克	熟地黄 6 克
桃仁 6 克	红花 3 克		

秦老处方加减

慢性疾病难治时(如神经瘤)**可用动物药**:酒炒地龙 6 克　土鳖虫(酒炒)4.5 克　五灵脂 4.5 克

也可考虑用其他虫类药(虻虫或黑蚂蚁)[6]。

慢性疾病同时有体虚:三七粉 3 克

月经开始时不畅:益母草 9 克

6　蚂蚁入肝、肾,味咸、酸,性平,它能补肾填精,通经络,消肿解毒。

也可考虑加入鸡内金,它有消散结节的作用。

合并其他证型

合并寒凝:肉桂 1~2 克(打粉冲入汤药中) 炮姜或炮姜炭 3~5 克 艾叶 4~6 克

合并气郁:香附 4~6 克 陈皮 4~6 克

合并湿和 / 或痰:皂角刺 4.5 克

其他的考虑:

1. 大黄蟅虫丸是治疗血瘀积聚的中成药。

2. 如果患者在月经后感觉疲劳(因血虚),还有患者在月经前已经服用了活血的处方,她们必须在月经结束后用四物汤补益。如果月经结束后有更严重的疲劳和 / 或失眠,可考虑用归脾汤 [7]、黑归脾汤 [8] 或人参养荣汤 [9]。

3. **食疗** 如果患者不是明显的虚弱,可在月经期后用食疗代替药物治疗。例如,将赤小豆 30 克浸泡过夜,加藏红花 0.25 克和一匙红糖共煎成汁,能补血活血。

4. **外治** 桃红四物汤加丁香、小茴香、制附子和麻黄各 6~9 克,研成粗末,与 250 克岩盐混匀,装入粗布袋加热,然后把它放置在身体任何血瘀部位,疗程为 7~10 天。

5. **灌肠** 在上述秦老的处方中加入丁香 6 克、小茴香 6 克,浓煎成 100ml 灌肠。这是一种缓慢滴入的灌肠方法,要历时一小时。灌肠液需加热至刚过体温的温度,然后再慢慢滴入肠道。如果滴入太快(或身体不能吸收药物),它不但无效,还会造成腹泻。

6. **灸饼** 将 6 克丁香加入以上秦老的处方中,研成末再用水或姜汁加面粉调成糊状,做成灸饼。把灸饼放在中极、关元、神阙、水道、归来等穴位上,然后点燃其上的艾炷。这样能祛除腹部的瘀滞。在月经前一周或腹部出现绞痛时运用,可对子宫内膜异位症与子宫纤维瘤有帮助。

---

7 由人参、炒黄芪、白术、茯苓、炒酸枣仁、龙眼肉、木香、炙甘草、当归、炙远志、生姜和大枣组成。

8 由归脾汤加上炒熟地黄组成。

9 由白芍、当归、陈皮、黄芪、肉桂、人参、白术、炙甘草、熟地黄、五味子、茯苓和远志组成。

问题

1. 如果秦老的处方是根据桃红四物汤而来,为什么有三味药缺如?

白芍和地黄太滋腻,所以没有选用。川芎因其性主升,而方中要求药性是下行的,因此未被选中。

2. 什么是大黄䗪虫丸,它如何使用?

大黄䗪虫丸出自《金匮要略》第六篇。尽管现在在海外很难买到,它仍是很有效的治疗积聚的处方,尤其针对月经期出现黯色血块以及像子宫内膜异位症这样病症。所以假如以上介绍的方法都无结果时,可用大黄䗪虫丸4.5克与其他中药同煎,服用较长的一段时间(如4~6个月),能在很大程度上减轻子宫内膜异位症的影响和治疗通常在这种病症中出现的不孕症[10]。即使在怀孕后,她们应当继续服用此类中药或食疗1~2个月来消除血瘀。这些妇女怀孕后,要避免暴露于寒冷、吃冷饮,同时还要继续养血活血。如果以上所有这些步骤都能做到,就有可能治好子宫内膜异位症或其他血瘀证型。

3. 为什么处方中选用了三棱与莪术?

选这两味药是由于腹部肿块已经形成,我们必须用更强的药来攻破血瘀和理气。不过我们应当注意药物的剂量、疾病的阶段和患者的体质,这样就不至于伤害患者,因为三棱与莪术是方中作用最强的药味。

(五) 利气散瘀法

上焦气聚瘀停,咯血络痛

侧柏叶4.5克	炒赤芍4.5克	炙乳香3克	川郁金4.5克
真降香2.4克	江枳壳4.5克	丝瓜络9克	

评注

其他症状

• 胸、背和/或胸胁痛,通常是强烈的刺痛、移动性的痛,会突然发生,又

---

10 如果是不孕症,可考虑用增强奇经八脉的药,如紫石英、白石英和白果。

自行消失,就像快速针扎一样的感觉,通常发生在体表。具体位置可能不太清楚。这种痛不是很严重,如果一个人在努力工作时,通常不会感觉到。这种痛也会表现为持续存在胸部的压力或紧缩感,患者会感到有需要敲击自己的胸部。这种痛更多地在白天出现。

- 胸部压迫感。
- 口咽干燥。
- 强烈的情绪(如抑郁)。
- 失眠。
- 烦躁不安。
- 干咳,可能带血。
- 脉涩和弦。
- 舌黯红。

讨论

这个证型主要是针对胸与两胁的疼痛。它主要是一个气滞证,导致在表浅络脉处出现继发性的轻微血瘀之证。虽然可能会有热邪的存在(看后文问题4),但这种情况下的出血是由血瘀而非热邪引起的。出血不会太多,但可能有小的血块。当然在没有出血时也可用这个处方。

病因:这个证型可能因外伤引起,而在胸部有残留的血瘀。它也可能由于内部失衡如情绪影响(如愤怒或抑郁),导致肝气郁滞,进而影响胸部。

中药分析

总结
这个处方本质上在胸部行气活血,特别是在有热症时尤其适宜。

个药特性
- 炒赤芍能在经络中促进行瘀。炒用又减轻了它的凉性,提高了它"动"的特性。而生用其性更凉,更趋于"静"。
- 乳香辛,芳香,性温。它是气中之血药,能强烈促进行气活血和止痛。
- 郁金辛,苦,性寒。它是血中之气药,它有理气散瘀的作用,能十分有效地止痛。

- 降香芳香,辛,温。它通过行血中气滞来减轻疼痛,特别是在上焦。
- 侧柏叶凉血止血,仅在有出血时使用。
- 枳壳微温,调肝散气,特别是在胁肋部。
- 丝瓜络性平或凉,为轻药。它入气分,能引药入络。

秦老处方加减

大便干燥引起的便秘:桃仁9克

近期发生事故与外伤(如果有明显的热象,要小心使用):三七3克 云南白药

受伤影响到颈部(汽车冲撞的事故影响到颈椎):葛根9克 羌活4.5克

关节和肌肉痛:鸡血藤4.5克 丹参4.5克

一般性疼痛:王不留行4~6克 路路通4~6克

更严重的疼痛:没药4~6克 延胡索4.5克

胸部压迫感而不能深呼吸:路路通4~6克

情绪不安伴随不太严重的疼痛:玫瑰花、月季花和凌霄花各3克

消化不良伴胃脘堵塞感:焦山楂9克 炒神曲9克

头痛:蔓荆子4~6克 茺蔚子6~9克

咳嗽:桔梗3克

进一步行络脉之气:橘络2~3克

进一步通过消除络脉中的血瘀来止血:茜草根6~9克

有更明显的血瘀(舌有瘀点,喉中有血腥味,清喉咙时吐出少许紫色血,或黑便伴便秘):桃仁4.5克 红花4.5克

问题

1. 因为此证中也有气郁的成分,我们是否可用柴胡?

如果没有头痛的出现,没有高血压(由于阳亢)或任何热气上升的感觉,柴胡是可用的。但是剂量不超过4.5克。

2. 为什么秦老用乳香来代替没药?

这两个药都能理气。然而,乳香主要入气分和经络,而没药主要入血分。因为本证从本质上来看是一个气分病,所以他选用乳香;然而假如疼痛剧烈,

可同时使用这两个药。

3. 如果这个证的起因主要由情绪因素造成,还可以加入哪些中药?

可考虑加入刺蒺藜和凌霄花。如果病情更严重,可加旋覆花 4~6 克、藏红花 0.5 克和葱白 3~4 根。

4. 在这个证型之中有没有热象?

我们注意到此证有口干、咽干、干咳(时带血)、失眠和烦躁不安的症状,这些本质上不是从热而来的。这些干燥症状与血瘀有关,因为血瘀干扰了津液的循环,导致身体许多部位的干燥。正如上面注意到的,出血本身也是从血瘀而来。另外,血瘀又能产生热,热进一步能造成失眠与烦躁不安。这个处方在寒热方面相当平衡,它的目标是治"本",即瘀滞。因此,既不要凉血,也无需加入黏滞的滋阴润燥药,因为这样会进一步导致瘀滞。另外要注意,如果处方过于辛温也会加剧病情。

(六) 收敛血管法

血液妄行,吐血崩漏不止

清炙芪 4.5 克	煅龙骨 9 克	炒党参 4.5 克	煅牡蛎 15 克
生于术 4.5 克	阿胶珠 9 克	伏龙肝 15 克	

评注

其他症状

- 食欲不振。
- 面色㿠白。
- 疲劳。
- 气短。
- 不想睁开眼睛。
- 眼睛看东西时有漂浮物。
- 听觉不敏锐。
- 失眠。

- 烦躁不安。
- 严重者还有劳力性呼吸困难、头部出汗、持续性心悸、大量子宫出血、头昏或眩晕。这是严重的气脱现象,需要紧急的治疗来益气固脱。
- 脉虚、沉、细;严重时芤、数、浮。
- 舌淡、胖、干,有裂纹。

讨论

此为脾虚 / 中气不足之证,因气不摄血,所以主要的问题是出血,虽然可有咳血或呕血,但主要出血还是在下窍(便血、尿血、阴道出血)。这时血不是太多,其颜色有时可能是粉红色或有一点深红色,常是水样的、稀薄的,缓慢流出,还不会很快凝结。工作过度与疲劳是最常见的病因。

病程:这常是一个急性的病症,出血必须尽快止住。然而,我们还能用这个方法来治疗慢性和中等程度的出血。

注意:如果轻度的出血我们治疗了 2~3 周还持续不止,必须去看西医。如果出血严重、量多,中药治疗不要超过几天,无效时也需尽快去看西医。

治疗原则:止血和补益气血。

中药分析

- 清炙黄芪、炒党参、白术补气健脾而摄血,如出现虚脱[11]需急用人参。
- 煅龙骨与煅牡蛎收敛、固涩,能止血。
- 阿胶珠能养血止血,应打碎后溶入煎药中饮用。
- 灶心土味甘性温,能建中止血,它要先煎 30 分钟。
- 另外还可以考虑用熟地炭。

秦老处方加减

虚弱,心悸,汗出,脉虚、濡或芤:人参 4.5 克　麦门冬 6 克　五味子 3 克
出血不止:十灰散[12](可用于急症时的出血)　棕榈炭 6 克　莲房炭 4.5 克

11　虚脱是一种急症,此时患者出现阴阳分离,严重时出现危象,通常有极度疲劳、恐惧、疼痛、饥饿、出血、面色苍白、虚汗、眩晕、眼花、恶心、呕吐、心悸、低血压、大小便失禁或昏厥等。

12　十灰散:由等量大蓟、小蓟、茜草根、白茅根、棕榈皮、侧柏叶、牡丹皮、栀子、大黄和荷叶组成。

防风炭 4.5 克　荆芥炭 4.5 克

中气下陷引起严重出血:升麻炭 3~5 克

尿血持续不止:陈棕炭 4~6 克

吐血或咳血:地黄炭 4~6 克

吐血(最后阶段,此时阴阳俱损):熟地炭 6~9 克　白及 4~6 克

鼻衄:小蓟炭 4.5 克　茅根炭 4.5 克

咳血:藕节炭 4.5 克　仙鹤草 6 克

身体上部任何部位出血:要去掉黄芪

尿血:侧柏炭 [13] 4.5 克　茅根炭 4.5 克

子宫出血:陈棕炭 4.5 克　莲房炭 4.5 克

出血时与出血后有阴虚症状:龟板胶 9 克　地黄炭 4~6 克或熟地炭 9 克

血虚(如面部苍白、舌淡、贫血等):

熟地炭 9 克(有寒的表现)

熟地炭 6~9 克加地黄炭 4~6 克(如果患者又有热的一面,如面红、口干、热感或一种混合的证型)

合并血瘀时(舌黯红、舌紫,舌有瘀点、瘀斑,通常晚间更严重):血余炭 4~6 克

问题

1. 既然本证的基本治疗原则是补益气血以止血,为什么没有用当归?

这个问题是参考了补血的方剂当归补血汤 [14],它是一个治疗气血亏虚所致出血的重要处方。虽然相同的治疗原则适用于上述方法,但由于当归性温易引起更多出血而不宜选用。而阿胶则是更好的选择,因为相对于当归来说它性偏凉。当归可用于基本补血方剂四物汤中,而在本证就不太合适了,尤其在有大量出血时。

2. 本方中中药的各种炮制方法有什么意义?

牡蛎和龙骨煅用增加了它们的收敛特性,增强了其止血能力。阿胶珠比阿胶更容易消化,这点很重要,因为此时中焦往往虚弱。另外在止血方面阿胶

13　侧柏叶不能生用,生用不但难以消化,也不适用于虚证患者,炒用有利于其消化,也使其药性变得不太凉,更适合用于止血。

14　当归补血汤由黄芪 30 克和当归 6 克组成。

珠作用更强。炒党参的滋腻之性减轻,能更有效地补脾,助运化。

3. 如果有严重出血可以用云南白药吗?

云南白药不适宜用于此,因为对于这个虚证的治疗来说,它行血的作用太强,燥性偏盛。然而,在出血严重又没有任何更好的选择时,可用云南白药,最多用 2~3 天。

第五章

虚的治疗律

【病因】

外伤酒色，内伤七情，饮食劳倦，嗜欲无度。

致病因素包括多种物质滥用、过度锻炼、性格贪婪和一些遗传因素。物质滥用包括药物（如类固醇、避孕药或其他激素）、违禁药品使用不当，以及抽烟，所有这些可导致体内毒素积累。在较小程度上也与嗜食辛辣有关。

【病机】

酒伤肺，湿热熏蒸，肺阴销铄。
色伤肾，精室空虚，相火无制。

表现为腰痛、眩晕、尿频、骨蒸、盗汗和耳鸣。

思虑伤心，血耗火易上炎。

思虑过度也能伤脾、肝、肾和肺，但通常会首先影响心。表现为头脑不清或心神疲惫，失眠或睡眠质量差，焦虑，记忆力减退，归脾丸是一个合适的治疗方剂。常常由于失眠越来越严重造成记忆力明显减退，出现全身的虚弱。其次，思虑过度会导致气郁，它能引起脾气不运而伤脾，这会表现为消化不良和食欲下降。

劳倦伤脾，火生内戕真阴。

这个证型并不常见,它是一种阴火,就像李东垣所概括的这个过程也能伤害肾,导致气、血、精虚。开始他们可能只感到疲劳,然后可发展成慢性疲劳综合征和抑郁症。此时所有的脏腑都有一点虚,而且很难治。要记住睡眠缺乏很容易造成疲劳。

愤怒伤肝,肝火内炽,上升,灼血吐血。

这也可表现为头痛、偏头痛、高血压、面红耳赤、情绪不定和月经不调。

【辨证】

- 颧赤唇红——阴虚于下,逼阳于上。

通常在下午出现,有时还有目赤。

- 口多干渴——肾阴不足,引水自救。

这是肾水不足的表现,症状通常在晚上出现,多属心肾不交之证。它还表现为失眠,甚至轻微的声响都能引起心悸,脉细数,舌紫红、干燥有裂纹。典型的处方是补心的天王补心丹[1],还有知柏地黄丸[2]和黄连阿胶汤[3]。

肺肾阴虚伴阳亢(例如干咳)也很常见,此时我们应当考虑七味都气丸[4]或八仙长寿丸[5]。

"引水自救"这个词是指患者以所了解的方法治疗自己的口干、口渴,如用石斛、西洋参煎汤或有目的地吃一些润性的营养食物。但必须鉴别排除这个口干、口渴不是由于阳明病或气分病所致,因为对这些情况来说白虎汤[6]是适用的,它们通常还有急性的表现。

---

1 天王补心丸由熟地黄、人参、天门冬、麦门冬、玄参、丹参、茯苓、远志、酒洗当归、五味子、柏子仁、炒酸枣仁、桔梗和朱砂组成。

2 知柏地黄丸由熟地黄、山茱萸、山药、茯苓、牡丹皮、泽泻、盐炒知母和盐炒黄柏组成。

3 黄连阿胶汤由黄连、黄芩、阿胶、芍药和鸡子黄组成。

4 六味地黄丸加五味子。

5 六味地黄丸加麦门冬、五味子。

6 石膏、知母、炙甘草和粳米。

- 音哑声不出——肾气竭。

这是肾气虚伤肺，除了气的耗损外，还有肾阴、肾精虚造成了肺阴损伤。咽喉部呈黯紫色，干燥。主要的问题是我们不能只去治疗肺/声音，而必须考虑肾。中药如龟板、知母、山茱萸和天门冬可选用。标准的处方是大补阴丸加上治肺之药，如沙参、铁皮石斛、天花粉、天门冬和麦门冬，再加上清音利咽药，如胖大海、木蝴蝶、挂金灯和凤凰衣[7]。

这个证型可由于过劳、讲话太多、唱歌太多、睡眠不足所致，或因十分严重的疾病如肺癌引起。如果声音嘶哑持续到最后会造成失音。

- 气促喘息——阴虚肺槁，气无所归。

这是慢性的喘息或哮喘，经常有气短甚至在轻微的运动或甩手后出现。这是肺肾阴虚的情况。阴必须强大，以便气有所归并结合。如果阴是虚弱的，将会出现气浮和分离，导致呼吸困难。这也可看作是肾不纳气，它可导致肺虚。除了治疗肺虚，还需顾及肾阴、肾精、肺气和心气。治疗可用冬虫夏草或人参加上蛤蚧的胶囊剂[8]，以及处方如黑锡丹[9]或参蛤散[10]等。

- 喉干咽痛——真水下亏，虚火上浮。

这通常表现为慢性反复发作的咽痛，它是由于过劳和疲劳引起，还会伴有虚火上浮的症状如牙痛。这是肾水不能收纳火的现象。应当考虑用大补阴丸作为治疗处方。为了缓解症状可用罗汉果、梨皮或乌梅泡茶代饮以减轻咽干。然而，有时慢性咽痛只是由肺阴虚引起，这种情况下宜用沙参麦门冬汤[11]作为基本方剂。

- 不寐恍惚——血不养心，神不潜藏。

7　所有这些药应当用相当小的剂量。

8　日服 3 次，每次 2 粒，每粒胶囊含有 0.3 克各等份的生药。它对长期虚而出现易气短的患者有益。

9　沉香、制附子、胡芦巴、阳起石、小茴香、补骨脂、肉豆蔻、川楝子、木香、肉桂、黑锡和硫黄。

10　蛤蚧、人参、茯苓、桑白皮、杏仁、川贝母、知母和炙甘草。

11　沙参、麦门冬、玉竹、桑叶、天花粉、白扁豆和甘草。

这根本上是一个心血虚的证型,表现为烦躁不安,注意力不集中,记忆力减退,多梦易醒,眩晕耳鸣。从病机中也还有肝血虚和肾精虚的成分致心失宁静,通常发生在更年期。可考虑用柏子养心丸[12]、归脾丸或黄连阿胶汤。

- **时多烦躁——阳中无阴,柔不济刚。**

因为阴虚,没有能力来滋润和受纳阳,这与"阴不抱阳""阴阳不交""阴虚阳浮""阴虚阳亢"没有什么不同。这同时还会有热的感觉或情绪易变,这在更年期很常见。这是一种阴虚之证,导致阴阳不接或阴阳分离。应考虑用交泰丸[13]来治疗。

- **易生嗔怒,筋急酸痛——水亏木燥,肝失所养。**

在触诊时能感到筋脉拘紧。肌肉酸痛,常常表现在颈部、背部和肩部。还会出现耳鸣、失眠、高血压、偏头痛和腰痛。这是肝肾阴虚之证,也可有肝阳上亢的成分。有两个诊断要点:一是脉细数(尤其是尺脉);二是舌干、裂、柔软,舌质粉红、红或紫色,舌苔可以光剥或地图舌。在这些情况下,考虑用杞菊地黄丸[14],再加上葛根、伸筋草、络石藤、鸡血藤或秦艽。

- **饮食不甘,肌肉渐消——脾元失守,化机日败。**

这时也会有皮肤干燥,便溏泄泻(每日 2~3 次)或 2~3 日不解大便,体重减轻。舌胖边有齿痕,舌淡,干。这是脾气阴两虚之证。考虑用参苓白术散和 / 或资生丸。

- **心下跳动,怔忡不息——气不归精。**

这是精、气虚影响到神。气虚导致精不足,反过来精不足又加重气虚。其他与神有关的症状如失眠和烦躁不安也可存在。

---

12 柏子仁、枸杞子、麦门冬、当归、石菖蒲、茯神、玄参、熟地黄和甘草。

13 黄连和肉桂。

14 六味地黄丸加菊花和枸杞子。

- 盗汗不止——有火者阴不能守,无火者阳不能固。

这是描述阴和 / 或阳虚导致的盗汗。首先如果体内有病理性的火,它可逼出体液为汗。其次如果命门火衰,卫阳不能固摄津液而导致出汗。实践中这两种情况常同时发生,可能一方会占优势,但这两种证型本来都会导致出汗。了解这些能帮助我们搞清为什么单独清热或单独养阴对盗汗的治疗经常无效,也应当注意用金匮肾气丸[15]的确也不合适,因为此时已有内热[16],而该处方中又包括热性的肉桂和制附子。应当考虑用当归六黄汤[17]或二仙汤[18],再加上一些止汗药。

- 多痰如清水多沫——脾虚不制水,水泛为痰。

这主要是脾(阳)虚伴内湿之证,导致痰饮。它可发生在哮喘和慢性支气管炎中,可出现大量泡沫样痰涎。可用苓甘五味姜汤[19]治之。

- 骨痛如折——真阴败竭。

需用血肉有情的中药,如龟板、龟板胶、鳖甲、鳖甲胶和紫河车。它们通常联合熟地黄、山茱萸和女贞子一起使用。

- 腰胁疼痛——肝肾虚也。

在腰部、臀部或下至膝盖部位还会有沉重感,不管西医学的诊断(如坐骨神经痛)是什么,我们必须考虑肾虚,而且包括肾阴虚和肾阳虚。可用独活寄生汤[20]治之。

15　熟地黄、山茱萸、山药、炮附子、肉桂、泽泻、茯苓和牡丹皮。

16　有些时候单纯阳虚会引起盗汗(这种情况不常见)我们可选用真武汤、附子汤或桂枝附子汤再加上止汗药。

17　炒当归 6 克、生地黄 9 克、熟地黄 9 克、炒黄连 3 克、炒黄芩 3 克、盐炒黄柏 3 克和黄芪 9 克。

18　仙茅、淫羊藿、巴戟天、黄柏、知母和当归。

19　茯苓、炙甘草、五味子和干姜。

20　独活、细辛、防风、秦艽、桑寄生、杜仲、牛膝、肉桂、当归、川芎、生地黄、白芍、人参、茯苓和炙甘草。

- 膝下冰冷——命门衰竭,火不归元。

可仅表现为手脚冰凉。

- 小便黄涩淋漓——真阴亏竭,气不化水。

这是肾阴虚合并下焦湿热之证,其症状往往出现在患者疲劳时。小便排出会有困难,有灼热感及难闻的气味。可与西医学的前列腺炎相对应。虽然有明显的热的征象,而在治疗中补益(80%)要多于清热(20%)。根本的问题是膀胱不能气化,以至尿液瘀滞于膀胱而产生了热。实际上全身没有实热或火。只要能增加身体的自然能力去处理水液,这个难题就会解决。

- 足心如烙——虚火燥阴,涌泉枯竭。

症状还包括足跟痛和热感,以及足心痛。如果一个患者有这些症状就说明他必定有肾阴 / 精耗竭。疼痛可能由骨刺之类的东西引起,但仍可考虑由虚所致。我们必须用补益的处方左归丸[21]或大补阴丸。

- 皮肤寒凛,吐涎沫——卫虚。

患者还会出现恶风,起鸡皮疙瘩和有容易出汗的倾向。

- 咳嗽内热,吐腥涎——营虚。

内热会表现只有低热或高热,口干,咽干有烧灼感,或咽部有血腥味。咳嗽通常为干咳,所有的症状在夜间加重。舌紫红无苔,脉细数。

- 亡血失精——戕伤肝肾。
- 血结干咳——郁结火燔。

血结是一种虚证,其中有阴液耗损与血瘀生热,这与《伤寒论》中的"血

21　熟地黄、炒山药、枸杞子、山茱萸、酒川牛膝、菟丝子、鹿角胶和龟板胶。

结"不一样。

• 饮食减少,喘嗽泄泻——药误脾胃。

(一)补肺养阴法

热伤肺气肺津,肺痿干咳

西洋参 2.4 克	马兜铃 4.5 克[22]	北沙参 4.5 克	甜杏仁 9 克
大麦冬 4.5 克	川贝母 4.5 克	白茅根 4.5 克	

评注

其他症状

• 气急。

• 咽痛。

• 咽干、口干、皮肤干和头发干燥。

• 失音或声音低,声音嘶哑。

• 疲劳。

• 干咳无痰、少痰,或严重时痰少有血。

• 汗出量多并恶风。

• 便秘。

• 舌红或黯红,舌体干有裂纹,无舌苔。

• 脉细,数,涩,特别在寸口。

讨论

证型:这是气阴两虚证。

生理、病因与病机:肺体阴而用阳,司呼吸而主皮毛,行津液而朝百脉。在慢性疾病中,当肺受到损伤时肺叶枯萎,布化无权,不能化气行津。

---

22 见后文中药分析中关于马兜铃可替代药物的讨论。

病程:通常是一个慢性病。

中药分析

• 西洋参性凉味甘,滋润。补阴(70~80%)、补气(20~30%)并能清热。如果没有西洋参,可用太子参来代替,不过效果差一些。

• 马兜铃清肺肃肺,养肺阴,止咳嗽,并能止喘。但是它有毒性,可用以下中药替代:

(1) 蜜炙桑白皮4.5~6克,蜜炙紫菀6克,或如果以干咳为主可用银耳9克。

(2) 如果有连续不断的咳嗽,用蜜炙枇杷叶6克。

(3) 如果咳嗽有痰且难咳出或有时咳出小块的痰,用蜜炙款冬花6克。

• 北沙参和麦门冬都能清养肺阴和胃阴,润燥生津。北沙参比南沙参更滋润,能更好地滋阴,而南沙参则能更好地促进脾运。北沙参更长于滋胃阴,而麦门冬更长于滋肺阴。

• 甜杏仁润肺止咳,它适用于虚劳喘咳。如果没有这味药,我们可用巴旦杏仁9克来代替,它比甜杏仁更有润性。

• 川贝母味甘性凉,它能止咳并有相当强的滋润作用,使它能润燥和补肺阴。临床可选用处方中所用川贝母一半剂量的川贝粉冲入煎好的药汁中服用。

• 白茅根清热,它入血分,凉血,特别适合用于有出血时(如痰中有血,血性鼻分泌物)。可用芦根代替,尤其在没有出血时。白茅根与芦根都是性凉、润,白茅根更长于清热而芦根更长于滋润。推荐剂量各为6克。

秦老的处方是基于沙参麦门冬汤。

沙参麦门冬汤

来源:《温病条辨》(1789)

| 沙参9克 | 麦门冬9克 | 玉竹6克 | 桑叶4.5克 |
| 天花粉4.5克 | 白扁豆4.5克 | 甘草3克 | |

秦老处方加减

干咳伴喘息:白果5克   款冬花6克

干咳严重：紫菀 4.5 克　蜜炙枇杷叶 6 克　天花粉 6 克

干咳带血：藕节或藕节炭 6 克　茅根炭 4.5 克　阿胶珠 4.5 克（如果有血虚）

干咳伴耳朵深部疼痛：知母 6 克　天花粉 6 克

干咳由感冒病原迁延而来：蛇胆川贝液（中成药）

咳嗽有黄黏痰：青黛 1 克　蛤壳 9 克

▶ 将青黛、蛤壳在煎药将成前 3~5 分钟调入。两者组成了黛蛤散。

桑白皮 6 克（特别是在身体有热的感觉时使用）

咳嗽后出现胸痛：白芍 6 克　丝瓜络 4.5 克

口干，尿少，耳鸣，腰痛：天门冬 4.5 克　玄参 6 克

咽干嘶哑：胖大海 2~3 枚　石斛 4.5 克

口干、口渴：玉竹 6 克

口干、唇裂，严重干燥：石斛 4.5 克 [23]

干燥伴有情绪的问题（如烦躁不安或容易发怒）：百合 6 克　生地黄 6 克

骨蒸：地骨皮 6 克　牡丹皮 4.5 克

便秘：火麻仁 6 克　柏子仁 6 克

食疗

川贝梨：切掉梨的顶部，挖去梨心，加入 3 克川贝粉和 3 块冰糖或 1 勺蜂蜜，然后再把梨的顶部盖上去蒸 20~30 分钟直至梨变软，去掉梨的顶部和底部后再捣烂，可作为餐后甜点服用。这对慢性干咳而有一点点痰时最适用。

梨膏糖：这是一种用梨做成的糖果，对减轻阴虚咳嗽十分有效。在美国可到亚洲商店去购买。

问题

1. 当患者有肺阴虚时，还要注意其他什么证型？

一般在肺阴虚的证型中经常有肺气虚的成分，可以肺阴受损在先，也可以肺气受损在先。只要有肺阴虚，胃阴虚也通常存在，注意到这些方面对治疗很重要。因此我们能看到在上面的处方中就包括西洋参和沙参（它们能兼顾补

23　也可考虑用铁皮石斛。

气和补阴)。

2. 我们能用苦杏仁来代替甜杏仁吗?

如果我们在处方上就写杏仁的话,药店就配苦杏仁。它微苦、微甘,性温,有小毒,宣散,能引肺气下降。然而它并不真正适合此证型;相比之下,甜杏仁更好用,因为它没有宣散的特性。事实上由于现代培育技术,苦杏仁已经失去其大多数苦性,与甜杏仁更加相似,所以如果没有甜杏仁的话,苦杏仁也能在此应用。

3. 为什么秦老有时提到津而有时提到液?

一般来说,津伤之证比液伤之证更为表浅。津是稀薄的、清的、水样的,它分布在身体更表浅的部位,营养肌肉与清窍;液是厚的、黏的,它流动在身体更深的部位,营养骨、关节、脑和髓。

举个例子,在本节中秦老提及损伤了肺津,而在本章概述中秦老又提到了损伤肺之阴液。后一种情况是由"血结"而来,它相对应一个更深层次的问题——涉及血瘀。另外,在后面要讲的第 4 个治疗法则"生津滋液法"中,它针对消渴症——这是一个更深层次的或慢性的问题,此时仅仅生津是不够的,还必须使用更深层的策略——滋液,因此就要选择作用于更深部位的中药如生地黄。

(二) 补益建中法

脾胃气虚,飧泻,食入难化

炒党参 4.5 克	清炙草 1.5 克	生白术 4.5 克	云茯苓 9 克
怀山药 9 克	炒扁豆 9 克	炒麦芽 9 克	

评注

其他症状

- 大便溏薄而不是水样,通常在早晨出现 2~3 次或在早餐后出现。

- 大便不规律(例如便秘与腹泻交替),但往往大便排不干净。

- 消化不良(腹胀和食后局部膨胀),中脘穴处有堵滞的感觉。

- 口淡。
- 食欲减退或没有食欲,或时有食欲但是食后感到堵塞和胀满。
- 疲劳和四肢无力。
- 气短。
- 说话无力。
- 面色苍白发黯或萎黄。
- 脉软、沉,尤其是右关脉。
- 舌淡、嫩,有裂纹(如果更偏于阴虚)或舌淡、胖、润,有齿痕,白或灰苔略腻(如果偏于湿,参见下面问题1)。如果表现出明显湿的证候,该处方必须修改。

讨论

病程: 这通常是一个慢性的问题。

病因: 这个证型常由饮食不规律、过劳、内伤或先天不足引起。

中药分析

- 炒党参、茯苓、白术和清炙甘草益气、补中、健脾、养胃。炒党参也能增加脾运,它没有党参那样滋腻。如果有胸闷、脘腹胀满,注意要避免选用甘而带黏性的党参,而用炮制过的炒党参。
- 茯苓味甘淡,性平,补脾除湿,淡渗利尿。白术加强消化功能,它有70%~80% 的补益作用,也有 20%~30% 的燥湿作用。
- 炒白扁豆的补益作用不及白术和山药,但它既不燥又不滋腻,是一味质优的健脾除湿中药。
- 炒谷芽增加脾气运行,帮助消除内湿及消化。

秦老的处方是基于参苓白术散的加减。

参苓白术散

来源:《太平惠民和剂局方》(1078)

人参 1 000 克	白术 1 000 克	炙甘草 1 000 克	山药 1 000 克
白扁豆 750 克	莲子 500 克	薏苡仁 500 克	砂仁 500 克
桔梗 500 克			

秦老处方加减

经常腹泻或容易引起腹泻(如,进食少量冷的食物):莲子9克 芡实9克

严重腹泻(急性腹泻,大便水样,常由气候稍许变化或进食少量冷食而引起,用此方又无法控制时):炒诃子6克 煨葛根9克

食欲不振,容易停食(消化困难,胃脘部胀满不适):炒鸡内金4.5克 炒神曲9克

口淡且黏(湿):砂仁3克 白豆蔻3克

恶心:藿香4.5克 紫苏梗4.5克

吃少量一点食物就易胀满:麦芽9克

问题

1. 在这个证型中有没有湿或阴虚?

这个处方基本上是针对脾气虚,然而脾气虚也会伴有湿或阴虚。这个处方针对的证型大约有70%的气虚和30%的阴虚。因此,它并不是针对湿的。

然而脾气虚伴有消化问题的证型,差不多经常包含一些湿的因素,特别是在出现像腹泻、腹胀和矢气等这些症状时。这时的湿是继发的,也很难从舌象等其他方面看出来,它与第九章讨论的湿不一样。因此,秦老使用白术和山药来改善脾的功能,能消除在这个证型中可能存在的少量湿邪。如果有更多湿邪的临床表现(如舌润和苔微腻),我们应当对处方做适当的调整,如用炒白术、炒山药,或在处方中加入砂仁和白豆蔻。一般而言,后两个中药应避免在此证型中使用,因为它们能加重阴虚,而阴虚在此证型中是最可能出现的。

2. 有没有脾气虚证无湿的表现?

有的,如补中益气汤证就没有湿。

3. 为什么秦老在有腹泻时把莲子从原始处方中删去?

目前处方中已经包含了足够的针对基本表现的收敛中药,如山药、白扁豆和白术就足以控制腹泻。当然如果腹泻严重可加芡实、莲子、煨葛根和/或诃子。

4. 为什么在有恶心症状时该处方选藿香和紫苏梗而不用制半夏?

因为这个证型通常表现为脾气虚和脾阴虚之证,制半夏是不合适的。如

有明显的湿邪表现,如厚苔,才能使用制半夏。紫苏梗和藿香在此情况下使用更为合适。二药能行气以温和地消除导致恶心症状的气滞。其中紫苏梗尤其适合在有脾气虚和脾阴虚时使用。此外还可加入对症治疗恶心症状的竹茹。

5. 为什么秦老用了一些炮制的药,也用了未经炮制的药?

一个简单的回答就是为了药性的平衡。举例来说,虽然生谷芽能升脾气,适合于脾气虚的证型,然而秦老却选择了炒谷芽,因为它能更好地祛除少量的湿(湿在此证中最可能出现)。而且在这个处方中已经包含足够的其他升和补脾气的中药。秦老通过仔细选择而不对每一味药都加以炒制,避免了处方作用倾向于一方面。举个例子,他挑选了生白术与生山药用于此方中以针对脾阴虚(如苔少和纳差)。

(三) 补卫固表法

卫气不固,自汗恶寒

| 绵芪皮 9 克 | 人参须 2.4 克 | 炒白术 4.5 克 | 糯稻根 6 克 |
| 熟附片 2.4 克 | 浮小麦 9 克 | 大红枣 3 枚 | |

评注

其他症状

- 易出汗,如喝热水或轻度用力后。
- 反复感冒。
- 恶风或容易感到冷。
- 疲劳乏力。
- 声音低微。
- 头昏和眩晕。
- 面色㿠白。
- 寸口脉弱。
- 舌胖,边有齿痕,湿苔不厚。

注意:固表有强大的止汗成分。

中药分析

- 人参须、黄芪皮和白术作用相似,为处方中的君药,然而它们还有一些轻微的差别。

黄芪皮是一种根皮,药性走皮肤,是一个非常好的固表止汗药。如果没有货还是可用黄芪来代替。无论如何,黄芪皮能更好地补益卫气。

人参须与白术的主要作用在于补中气、助消化。人参须是人参根的尾部,它有一种额外的能力能进入体表的络脉,关闭毛孔以防止汗出。若无人参须,可用人参或党参代替。如果是气阳虚时可选用红参,阴虚明显时可选用西洋参。

- 制附子味辛,性大热,能大补下焦的元阳。
- 糯稻根须和浮小麦的组合能十分有效地止汗。浮小麦性平(至微凉),它入心,止汗,又有继发性加强脾运的作用。浮小麦煎前最好捣碎一下。糯稻根须性平(至微温)。它有固摄作用,使汗液不外泄。
- 大枣味甘、温和,它能健脾和中,避免中焦受其他药物的损害。

秦老的处方是基于补中益气汤与参附汤的加减。

补中益气汤

来源:《内外伤辨惑论》(1247)

黄芪 12~24 克	人参 9~12 克	白术 9~12 克
炙甘草 3~6 克	酒洗当归 6~12 克	陈皮 6~9 克
升麻 3~6 克	柴胡 3~6 克	

参附汤

来源:《世医得效方》(1345)

人参 12 克	制附子 9 克

秦老处方加减

心悸、烦躁不安或失眠(伴汗出):煅龙骨 9 克   煅牡蛎 9 克

消化不良:高良姜 4.5 克   香附 6 克

五更泻：补骨脂4.5克　益智仁4.5克

问题

1. 为什么秦老在这个证型中用了人参和附子？

在《灵枢》第十八篇中指出，卫气来源于下焦（肾和膀胱）。在长期有虚证的情况下，我们不能只简单地用黄芪或玉屏风散补卫气，而在许多时候必须考虑到下焦，涉及"本"的问题。举例来说，一些慢性鼻窦炎伴经常打喷嚏时，处方就应针对三个产生卫气之脏：肾、脾和肺。

2. 为什么在此处选择炒白术，而在前面补益建中法的处方中却用生白术？

炒白术具有更好的健脾阳作用，而脾阳是构建卫气的重要因素，且炒白术行气作用更强，故此处选用炒白术。而上一治法主要针对更多的脾气虚和一点脾阴虚，由于生白术更为滋润，因此更为合适。

（四）生津滋液法

肠胃干燥，消渴便秘

鲜生地9克	火麻仁9克	鲜石斛9克	活芦根30克
大白芍4.5克	肥知母4.5克	天花粉9克	

评注

其他症状

- 口干、口渴欲饮。
- 皮肤、毛发干燥，脱发。
- 食难入咽，噎膈。
- 食难消化，严重时食少（由于津液/唾液缺乏）。
- 经常饥饿。
- 大便干而硬或如羊粪，不易排出。
- 尿多。

- 常有热感。
- 肌肉萎缩。
- 脉细数。
- 舌红、干,有裂纹。

讨论

证型:这个方法适用于内伤燥证伴津液不足。

病因与病机:这个证型常常由素体阴虚津亏、全身虚弱(常见于老年人)、产后津血耗损或热病后期津液耗伤等原因引起。所有这些均能导致胃津亏涸、肠道功能失调。

病程:慢性或急性。例如,急性病症可发生在高热之后,因热邪耗干津液所致。

中药分析

- 生地黄味甘性寒,它能滋阴润燥,治疗阴液不足。
- 火麻仁味甘性平,性油且润,它能润燥、滑肠、补虚。
- 石斛养胃生津,解渴润燥。如果没有石斛,可用北沙参代替。
- 芦根清淡不腻,生津而无敛邪之弊。
- 白芍补血敛阴。
- 知母滋阴降火,润燥滑肠,它常用于有严重内热时。
- 天花粉味苦,性凉、润,它能清热、生津液(尤其是生津)。

秦老的处方是基于麻子仁丸的加减。

麻子仁丸

来源:《伤寒论》(3 世纪初)

火麻仁 500~600 克	杏仁 150~250 克	芍药 150~250 克
枳实 150~250 克	厚朴 150~250 克	大黄 300~500 克

秦老处方加减

如果燥的表现愈来愈剧时,可考虑使用以下中药以增强处方的滋润能力:

- 北沙参(口干或全身各处的干燥)6~9 克
- 瓜蒌皮(口干或全身各处的干燥)4~6 克
- 藕节(皮肤和头发干燥)4~6 克
- 乌梅(口干)1~2 枚

（五）养营补血法

血液枯涸,贫血经闭

制首乌 9 克　　阿胶珠 4.5 克　　当归身 4.5 克　　菟丝子 4.5 克
炒白芍 4.5 克　　潼沙苑 9 克　　龙眼肉 6 个

评注

其他症状

- 经常头昏和眩晕。
- 头脑不清晰,尤其在疲劳时。
- 心悸,轻微用力或劳动时心率加快。
- 面色苍白。
- 容易感到冷,特别是手脚。
- 可以有或没有西医诊断的贫血。
- 脉细、弱、软。
- 舌淡。

讨论

　　血的化生依赖脾、心和肝,补血时必须特别关注肝血,除非其他脏腑的症状更为明显。举例来说,出血色淡提示需注意脾,如果血管内的血液循环不佳则须更加注意心。

　　证型:这是肝血虚伴肾阴、阳、精虚。用这个处方必须有补肾的成分。血虚分成血阴虚(更多热象)或血阳虚(更多寒象)。这个证型表现为血阳虚,因此补益时更注重温养方面。与下一治法来比较,后者主要针对肾阴虚。

病因与病机：这一治法适用于有化源（即气血产生）不足，肝血失养，慢性疾病损伤、消耗精血，或失血过多等情况时。

中药分析

总结
除了炒白芍和阿胶珠外，所有的中药都是温性的。

个药特性

• 制首乌微温，味苦、涩，性和缓，它不腻、不热又不燥。虽然它能补肾、补肝、补阴、补阳、补精血，它更是一味重要的调补肝血的药，还特别能补肝阴。生首乌也能补血，但它性凉，易生腹泻。因此它又可用于便秘。在西方国家只有制首乌可用。

• 阿胶珠味甘、酸，性凉。它是一味补血滋阴的基本药物，特别是补肝血和肝阴。它也能止血。它还能修复血管。它特别适用于血虚并有眩晕、心悸和失眠等症状时。从西医的角度来说它能增加血中红细胞。阿胶珠比阿胶容易消化，阿胶性黏腻并有伤害脾运的倾向。

• 当归身和炒白芍都能补血养营。当归身是当归的主体部分，它是一个养肝血的主药。炒白芍性平至凉，是一个养肝阴的主药。

• 菟丝子和沙苑子既不燥也不腻，它们滋养肝肾阴、精和阳。沙苑子主要作用于肝，而菟丝子主要作用于肾。菟丝子的独特之处在于它在肾阳不足时能助阳（药）来生阴，而在肾阴不足时能助阴（药）来生阳。

• 龙眼肉补血与气，尤其可补心阳和心血。

秦老的处方是基于首乌延寿丸与归脾汤 [24] 的加减。

首乌延寿丸 [25]

来源：《世补斋医书》（1884）

| 何首乌 | 菟丝子 | 豨莶草 | 桑叶 | 女贞子 |
| 金银花 | 杜仲 | 牛膝 | 生地黄 | |

---

24 秦老正式处方之一是基于大菟丝子饮：菟丝子、沙苑子、制何首乌、熟地黄、阿胶珠、龟板胶、紫河车、补骨脂和山茱萸。剂量不详。

25 此方剂量不详。

> **归脾汤**
>
> 来源:《正体类要》(1529)
>
> 人参 3~6 克　　黄芪 9~12 克　　白术 9~12 克　　茯苓 9~12 克
>
> 龙眼肉 6~9 克　木香 3~6 克　　炙甘草 3~6 克　当归 6~9 克
>
> 炙远志 3~6 克

秦老处方加减

神不守舍(如,思维不清晰和失去镇定):柏子仁 4~6 克　酸枣仁 4~6 克

一般还可考虑加入方中的药物有:

桑椹 6~9 克(轻补肝血与肝阴,是治疗慢性血虚的有效中药。当出现视力模糊、听力不清时,它特别有用。)

女贞子 4~6 克(补肝阴,安神,对入睡困难和思想活动过度、情绪过激等特别有用。)

问题

1. 为什么秦老在处方中选用那些补肾阳的药?

菟丝子与沙苑子认为是补阳药,应当注意这本身不是一个阳虚的证型。但因为肝肾同源,如果我们想要去补肝血,也必须补肾,特别是肾精。因为这个病证偏寒性,所以这两个中药补肾阴、肾精和肾阳,也补肝。另外菟丝子还能补冲任、气和血,它也特别适用于治疗低蛋白血症。

2. 为什么秦老在本方中选用炒白芍而在前一节生津滋液法中用生白芍?

一般来说,生白芍适合用在阴虚明显的情况下。如果患者有消化的问题或其病证偏寒性,那么用炒白芍就更合适。此外,炒白芍能更好地行气,而生白芍则有太多的收敛作用而不适用于此证。

3. 为什么秦老在此处不用熟地黄?

这个证型中肝血虚比肾虚更严重。秦老认为何首乌是首选的补肝血的药物,当归是次选的。熟地黄也能补肝血,但它更善于补肾(我们可从下一节处方中看出)。如果上面处方的效果不佳,也可考虑加入熟地黄。

4. 因为血从脾而生,治疗时是否要考虑脾?

有血虚而没有脾虚的情况并不少见,因此没有必要去做针对脾的处理。有血虚就必须用白术、党参或黄芪来补脾的观点是不正确的。由于这个证型没有脾虚,也没有湿,故可安全地用龙眼肉和何首乌。

（六）滋阴填坎法

肾水亏耗,腰酸,眼花,耳聋

炙龟板9克	山萸肉9克	大熟地6克	熟女贞9克
厚杜仲9克	甘枸杞9克	黑芝麻9克	

评注

其他症状

关键症状

- 腰部或中背部痛(常夜间更严重)。
- 足、足底或足跟痛。

其他肾的症状

- 腿膝酸软、下肢无力。
- 耳鸣,耳内有疼痛的感觉,或声音听起来比真实的更远。
- 头昏眩晕。
- 头痛(在头的深部),常在疲劳与性生活后加重。
- 遗精。
- 牙齿松动、牙周病,或咬合痛。

阴虚症状也会出现,如

- 五心烦热。
- 夜间盗汗。
- 咽干。
- 失眠。
- 脉细数,尺脉很难摸到。

- 舌瘦小,色红,干燥,有裂纹,地图舌,舌根有较大的黯红色或紫色隆起。

讨论

证型:肾阴虚,肾精亏枯。

病因:这个证型是由内伤引起。如纵欲无度、长期疾病影响到肾,或热病的后期热极伤阴造成。

中药分析

- 熟地黄性平至微温,是一味补肝肾的基本药物。它不但滋阴养血,而且填精益髓。它适用于所有阴虚、血虚和精亏的证型。但它药性滋腻,当出现消化问题时应谨慎使用。

- 山茱萸味酸,性平(吴老认为)至温性(秦老认为),能敛精和补肝肾。它也能滋阴填精,特别适用于疲劳、头晕、失眠和思想涣散等症状。它与熟地黄是一对强力的补血养阴药对。无论秦老还是吴老都不认为山茱萸能助阳。

- 女贞子和枸杞子能同时补阴助阳。女贞子微苦,性平至微凉,其药性平衡,非常温和而不滋腻,能增强肝肾之阴。枸杞子性平,能增强肾阴、阳和精,也能滋肝阴。

- 黑芝麻补肝肾,养阴、精和血。它对视蒙特别有效。

- 醋炙龟板既能滋阴又能清阴虚所生之热。它比生龟板更易于吸收,且滋阴作用更强。

- 杜仲补益肝肾,强壮筋骨,尤其对肾虚所致腰酸痛有用。

秦老的处方是基于六味地黄丸和大补阴丸的加减。

六味地黄丸

来源:《小儿药证直诀》(1119)

| 熟地黄 240 克 | 山茱萸 120 克 | 山药 120 克 | 茯苓 90 克 |
| 牡丹皮 90 克 | 泽泻 90 克 | | |

大补阴丸

来源:《丹溪心法》(1481)

熟地黄 180 克　　　　苏龟板 180 克　　　　炒黄柏 120 克

酒炒知母 120 克

秦老处方加减

耳鸣:磁石 12 克　知母 6 克
眩晕:刺蒺藜 6 克　沙苑子 9 克
严重的腰痛:狗脊 9 克　续断 9 克

食疗

建议可服用甲鱼、燕窝和海参。

问题

我们常听到用"滋腻"来描述中药,什么时候可以用滋腻的药物,什么时候又不能用?

滋腻的中药不仅难于消化,还可能导致机体内各种与郁滞有关的问题。举个例子,任何物质阻塞了机体的气机就会导致郁滞的加重。因此,当机体出现舌苔腻和/或消化不良,或有湿、痰、瘀或热时,通常应避免使用过于滋腻的中药。

然而,当有深层次的虚证如肾精亏虚时,厚味、滋腻的中药就十分适用。我们注意到本章所概述的治疗原则,逐渐治疗越来越深层次的虚证,并因此使用越来越多的滋腻中药。

当然,当病证夹杂有郁滞、湿、热时,必须有另外一些考虑。可以通过限制滋腻中药的量或利用其他方法允许机体更好地利用这些药物。例如,可以加砂仁来帮助熟地的消化。炮制的方法也可考虑,像炒熟地黄或醋炙龟板。秦老特别喜欢的炮制方法是用砂仁或细辛炒熟地来减轻熟地的腻滞之性。

（七）固摄精关法

肾虚精竭,遗精滑脱（例如,尿、精液、阴道分泌物或大便）

大熟地 9 克	金樱子 4.5 克	山萸肉 4.5 克	北五味 1.5 克
桑螵蛸 4.5 克	煅龙齿 9 克	建莲须 2.4 克	

评注

其他症状

关键症状

- 夜间无梦遗精。

严重时：

- 见色流精。
- 在排便时或排尿后阴茎口流出白色黏性分泌物。
- 晨起泄泻。

常见的肾虚症状

- 疲劳。
- 头昏眩晕。
- 耳鸣。
- 腰痛。
- 夜间和白天汗出。
- 阳痿。
- 手脚发冷。
- 记忆力减退。
- 脉细弱。
- 舌嫩、胖、淡,或可能有舌瘦,或紫,或干。

讨论

病因：它通常因进行性虚弱和长期过劳而发生，还有遗精本身（女性相似，有持续阴道分泌物）能进一步导致肾精不足。

证型：这是一个肾精虚的证型，包括肾阴虚和肾阳虚，而又倾向于肾阴虚。然而必须有一些这一类身体物质的泄漏。

鉴别：遗精不但可因肾虚引起，也可因相火过旺搅动精关所致。二者必须适当地鉴别。后者很可能会出现遗精伴有做梦，脉弦数。

注意：过度的相火扰乱精关，治疗上应当滋阴清热，再用本节的固摄法就不妥了。可考虑知柏地黄丸[26]。

治疗原则：滋肾填精、固涩收敛并治。

中药分析

滋补肾精和固摄精关以固本：熟地黄　山茱萸　五味子

山茱萸和五味子不但收摄津液（如遗精），而且能结合补益中药使其能被更好地利用。五味子也针对在此证中出现的各种心的症状（如心悸）。对熟地黄和山茱萸的描述可见前一节。

收敛和固涩以治标：金樱子　桑螵蛸　煅龙齿　莲须

金樱子能对任何形式的精的泄出起到固摄的作用，特别有效的是针对发生在下焦者。煅龙齿能交通心肾，它比生龙齿的收敛之性更强。莲须和桑螵蛸仅以收涩为主。桑螵蛸也能帮助其他补益药发挥填精作用。

秦老的处方是基于加减六味地黄丸和金锁固精丸[27]的化裁。

加减六味地黄丸
来源：《类证治裁》（1839）

熟地黄 60 克	茯苓 60 克	牡丹皮 60 克	山茱萸 60 克
山药 60 克	莲须 60 克	芡实 60 克	菟丝子 60 克
龙骨 30 克	牡蛎 30 克	泽泻 30 克	五味子 15 克

---

26 熟地黄、山药、山茱萸、牡丹皮、茯苓、知母和黄柏。

27 也可考虑是基于桑螵蛸散而来：桑螵蛸、龙骨、人参、茯神、远志、石菖蒲、醋制龟板和当归。

金锁固精丸

来源:《医方集解》(1682)

炒沙苑子 60 克　　艾实 60 克　　莲须 60 克　　煅龙骨 30 克

煅牡蛎 30 克　　莲子 120 克

秦老处方加减

频繁失精:补骨脂 6 克　煅牡蛎 9 克

五更泻:诃子 6 克

早泄伴强烈的性欲:女贞子 6~9 克　菟丝子 6~9 克　沙苑子 6~9 克

眩晕:沙苑子 6~9 克　刺蒺藜 4~6 克　女贞子 4~6 克　墨旱莲 4~6 克

耳鸣:盐炒知母 6~9 克　黑豆 9~12 克

问题

1. 为什么秦老在这里不用沙苑子?

虽然在金锁固精丸等一些方剂中用到沙苑子,而在本处方中沙苑子并没有包括在内,是因为它主要入肝。当然,如果需要针对肝的问题时也可加入沙苑子。

2. 为什么秦老在此处方中用龙齿代替龙骨和牡蛎?

龙齿不但能促进心肾相交,而且有更强的补益作用。它还应用于镇静浮气法(参见第三章)中,以镇静浮动的心气。

3. 为什么此处常出现舌胖?

舌胖说明存在由肾气 / 阳和精亏虚引起的寒湿内聚。由于虚而引起水液循环的障碍。在这种情况下还会有下腹部冷的症状。

4. 在这个证型中为何既可有淡白浮肿的舌又可有瘦薄紫色的舌?

肾更偏阳虚还是更偏阴虚,将决定舌象如何。

5. 如果出现夜间和白天出汗,是否就提示有阴虚内热?

这种出汗来自于精亏。在《灵枢》第十八篇中说卫气来自下焦 / 肾。肾精亏虚造成卫气不能固摄汗液。因此这不是热逼汗出。

(八) 温补下元[28]法

下焦虚寒,肾泄[29]肢冷

鹿茸片 0.9 克	别直参 3 克	原附块 3 克	补骨脂 9 克
大熟地 9 克	益智仁 9 克	核桃仁 2 枚	

评注

其他症状

- 性欲减退。
- 阳痿。
- 精子计数低,精子活性(活力 / 速度)下降,或精子质量弱 / 差(不能穿入卵子)。
- 感觉寒冷,对冷敏感。
- 早泄。
- 症状在冬天加重。

其他肾的症状如

- 腰酸痛。
- 眩晕。
- 疲劳。
- 尿频。

讨论

证型:本质上是肾阳虚 / 命门火衰,常常被称为督脉亏虚。

治疗原则:肾有肾阴和肾阳,前者为肾水,后者为命火。我们要同时助阳滋阴,否则火旺会耗灼阴精和伤气。张景岳在《景岳全书·新方八略引》中说:

---

28 下元指下焦 / 肾,包含冲任二脉的概念。

29 持续的晨泄并伴有肠鸣。

"善补阳者,必于阴中求阳,则阳得阴助,而生化无穷。"补骨脂、熟地黄、益智仁、核桃仁都为此而用。

中药分析

- 鹿茸片味咸,性温至热,补火壮阳和生精。它对于增加红细胞计数和血红蛋白有很好的效果,特别是在骨髓功能不全时。服用时不要去煮,而是研磨成细末用药汁冲服。也可装入胶囊内服。

- 制附子擅长补火,尤其与红参启用能双补气阳,二者应当先煎 45~60 分钟。红参是由人参与肉桂、当归和藏红花等一起炮制而成,这加强了它的温性和补气的力量。

- 熟地黄和补骨脂都能补精。熟地黄之药性是微温至平性,它是一个基本的补益肝肾的中药,还能填精益髓及养血滋阴。它适用于一切阴虚、血虚以及精亏的证型。其性滋腻,因此在身体有消化问题时要慎用。

- 补骨脂性温,能补命门之火,保下元,填精。它治疗五更泻也很有效。秦老特别喜欢用它来治疗慢性腰痛。

- 核桃仁味甘性平,能补肾阴、肾阳、肾精和脾阳。它能壮腰缩尿,对耳鸣、耳聋有治疗作用,去壳用仁,先需打碎。

- 益智仁温补肾阳,助肾阳,祛寒,开心阳,回阳归原,缩尿止泻。

秦老的处方是基于参附汤的加减。

参附汤

来源:《医方类聚》(1465)

人参 12 克　　　　制附子 9 克

秦老处方加减

肢冷:桂枝 4.5 克　杜仲 6 克

精子计数低(低于正常值的 50%):海狗肾 3 克(用粉剂,药汁冲服)　紫河车 5 克

大量死精子:王不留行 6 克　山茱萸 9 克

腰痛：续断 4~6 克   炒杜仲 4~6 克   菟丝子 4~6 克   枸杞 4~6 克

头部症状如头昏、眩晕、头痛、记忆力减退：沙苑子 6~9 克   刺蒺藜 3~5 克

第六章

风的治疗律

【性质】

性轻善走,无微不入,中人也易,发病也速。

在体内风邪所致之症状游走不定,行无定处,且动摇不定,可见于一些类型的关节炎、皮疹(最常见的是荨麻疹、湿疹或皮炎),甚至某些肠易激综合征的病例。

【病位】

表:轻者鼻塞声重,时流清涕,咳嗽自汗,甚者头热身痛,痰涌气喘,声哑咽干。

其他症状表现可能为打喷嚏、喉咙和鼻子发痒、大量鼻涕、喉咙痛、失声。头痛游走不定,发热通常好像存在于身体表面。这些都是风邪袭表的征兆。然而,风邪可以与热邪、寒邪、湿邪等结合,这意味着可能需要综合治疗的方法。

里:

入于肌:手指麻木,肌肉不仁,名曰中络。

患者可能会将其描述为蚂蚁或虫子在皮肤上或皮肤下爬行。此病还可出现口眼歪斜的症状。举例来说,可见于荨麻疹、面神经麻痹或轻度中风。

营血不能固内,入于经络,身体重着,步履维难,名曰中经。

风邪入经,四肢、脖颈、后背会出现疼痛、痉挛等症状。

> 再由此深入,名曰中腑,痰涎上壅,阻塞灵窍,昏不知人。

此外,常见喉中痰鸣音,可兼见偏头痛、低频率耳鸣、面神经麻痹、四肢麻木等症状。如果进一步加重,则会出现意识模糊,肢体活动与知觉障碍,大、小便闭,但这比中脏还较为容易治愈。

> 神明散乱,舌不能言,口流涎沫,名曰中脏。

此外,可能会出现大小便失禁、口噤不开,这些患者会陷入深度昏迷,难以治疗。

【总结】
外风:疏散。

此指疏风解表。

内风:潜阳,息风。

根据具体表现,兼以补肝,清热,祛风、寒和湿,或导痰之法。

类风:涤痰,降火,顺气,通便。

此并非真正的风邪,不应同理而治,因而秦老在本章中不对此设正式的一节进行讨论。需要根据辨证才可治疗成功。它通常有多种致病因素,如火、热或阳气上升以及虚。

举例:

- 痰邪致病则化痰。
- 火邪致病则泻火。
- 气所致病则调和气机。
- 血瘀致病则化瘀。
- 食积致病则通腑。

- 津血阴液亏虚致病则养血润燥,此通常在急性病得到控制后出现。
- 气和肾精亏虚致病则益气固本,这通常与上述疗法结合使用或在上述疗法之后使用。

关于类中风的更多内容,请参见后文补充。

(一) 宣肺疏风法

风邪感冒,畏风身热,头昏头痛

荆芥穗 4.5 克　　冬桑叶 4.5 克　　薄荷叶 2.4 克　　蔓荆子 4.5 克
淡豆豉 9 克　　　杭菊花 4.5 克　　葱白头 2 个

评注

其他症状

- 全身不适。
- 肌肉疼痛(尤其是后背或颈部)。
- 头胀。
- 打喷嚏。
- 喉咙痒或疼痛。
- 声音嘶哑或刺耳。
- 轻微咳嗽。
- 汗出或无汗。
- 鼻塞或流涕。
- 口干舌燥。
- 头钝痛和胀痛,并不剧烈。
- 发热,恶风和恶隙风,即使有也是轻微的。
- 恶风对此病的诊断十分重要。
- 脉象:(1) 脉浮、数、滑、软(热盛则更大)。
　　　　(2) 脉浮、紧或数(寒盛则加剧)。
- 舌象:(1) 正常舌象伴有薄白苔。

(2) 舌尖红,燥和微黄苔(如热盛)。

讨论

证型:这是一个外风侵袭的轻证,风邪停留于卫分,通常表现出与呼吸系统相关的症状。此方寒热平衡,药性既不太热,也不太寒。然而,它不仅能治疗外感风邪没有偏寒或偏热的证型,通过加减后还能治疗风热证或风寒证(请参阅后文问题1)。

治疗原则:疏风解表。若风邪未与寒邪或热邪结合就发病,那仅需用辛味、药性平衡之药来疏风解表。程度轻的病情,只需和缓的治疗,不必小题大做。因此,应使用药性平和的中药轻柔快速地引风邪从卫分排出体外。服用此方后会有微微出汗的表现,病情即可缓解。在这种情况下,禁止使用导致大量汗出的作用更强的方剂。

鉴别:在发病初期,很难去辨别伤风、伤寒、风热等,表 6-1、表 6-2 提供了一些鉴别的重点。

表 6-1   伤风与伤寒鉴别要点

伤风	伤寒	备注
恶风和恶隙风(关键)	发冷	两者都具有发热寒战的表现,尽管其严重程度和性质根据上述鉴别会有所不同
感到发冷或热	感觉寒冷,往往伴有高热	
轻微头痛(头胀痛)	剧烈头痛和身体酸痛	
有汗或无汗	通常不出汗	
喉咙不适	喉咙痛(紧而刺痛)	
总体上临床表现轻微	总体上临床表现更严重	
使用上述方剂	可以参阅后文疏解表寒法	

表 6-2   伤风与风热鉴别要点

伤风	风热
不渴	口渴
口不干	口干
舌象无明显改变	舌红,可有苔黄
咽喉不适	咽喉剧痛
二便正常	便秘或尿黄赤(严重者)

续表

伤风	风热
使用上述方剂	(1) 随证加减,加白茅根或芦根
	(2) 严重者(如疼痛剧烈),加入金银花等,或更换为其他处方进行治疗

中药分析

• 荆芥和葱白为辛温之品能轻微发汗。荆芥疏风散寒解表,可有效缓解风寒袭表所带来的肌体疼痛。值得注意的是,荆芥穗具有更强的祛寒发汗的功效,而荆芥发汗的功效相对较为缓和。

• 葱白药性平和,通阳解表,促进阳气和卫气运行。当风寒侵袭引起的肿胀或浮肿时它特别有效,因为它可利尿。

• 菊花、桑叶、蔓荆子、薄荷性寒凉可祛风热。桑叶微辛、微苦、微甘,其性轻盈,可清泄肺热和气分的热,尤其能缓解头部、眼睛的症状。菊花味苦、甘,能清肺热,与桑叶搭配祛风效果更好,两者对口干、口渴都有缓解作用。薄荷对于风热上攻所致的症状如头痛极具效果,此时用薄荷叶比薄荷梗更适合。蔓荆子对缓解头痛和痉挛(头部)也十分有效。

• 淡豆豉性平,其药性十分平和,可调节出汗,风热、风寒都适用。相关的进一步讨论,可参阅第七章疏解表寒法。

• 如果要增强祛邪的效果,也可以使用大豆卷 9 克,如治疗更严重头痛和颈部僵硬。然而,它也很温和,能代替荆芥用于老年人和癌症、艾滋病或阴虚患者。而荆芥则不适合用于这些患者,因为它会导致体弱的人大汗淋漓。

这是一个十分平衡的处方,介于治疗风寒与风热之间的病症。此外,此方还可以治疗更多风邪所致病症,但需随症加减。

注意:此方只能煎煮 7~10 分钟。

秦老的处方是基于葱豉汤和荆防败毒散的加减。

葱豉汤

来源:《肘后备急方》(3 世纪)

葱白 3~5 根(9~12 克)　　淡豆豉 12~30 克

> **荆防败毒散**
>
> 来源:《摄生众妙方》(1550)
>
> | | | | |
> |---|---|---|---|
> | 荆芥 4.5 克 | 防风 4.5 克 | 柴胡 4.5 克 | 前胡 4.5 克 |
> | 川芎 4.5 克 | 羌活 4.5 克 | 独活 4.5 克 | 茯苓 4.5 克 |
> | 桔梗 4.5 克 | 枳壳 4.5 克 | 甘草 1.5 克 | 生姜 3 片 |

秦老处方加减

鼻塞:辛夷 4.5 克　苍耳子 6 克

鼻炎或流涕、鼻窦部痛、白黏或淡黄色黏涕:白芷 3 克

咳嗽:浙贝母 6 克　苦杏仁 9 克

头胀严重:增加菊花和蔓荆子的剂量

巅顶头痛:藁本 4.5 克

颈部、肩部、上背部的肌肉或关节酸痛:羌活 4.5 克　桂枝 4.5 克

易出汗(如在喝了热饮之后):防风 4.5 克

喉咙痛、淋巴结肿大(严重的):板蓝根 3~5 克　大青叶 3~5 克

注意:像藁本、羌活和独活这样辛温的药不应该用大剂量,而且只在有以下情况时才能用,如头痛、颈痛等。

在这里不应该用黄连和石膏。如有喉咙痛和咳嗽伴黄痰等,考虑有肺热时可以用少量的黄芩。

问题

1. 为什么用同一张方子可以同时治疗风寒和风热,这意味着什么?

这个处方适用于治疗有轻度伤风表现者。这种风邪是外邪,它侵犯肌表。虽然很多书对风寒和风热的辨证有很好的阐述,但尤其在现代,许多现实生活中的临床表现实际上是风寒和风热结合,或是难以明确区分两者。例如一个人恶寒、头痛、喉咙痛、舌红,这就是典型的由风邪引起的寒热错杂证。本方寒热平衡,不寒不热,可以治疗寒热并存之证。换种说法,它可以治疗处于寒热之间的病证。

然而,如果偏热(口渴、口干、黄黏涕)或偏寒(不口渴、流清鼻)就需要调整方子。例如,如果偏热,要去葱白加大豆卷。如果口干、口渴,则可加白茅根、芦根。当然,如果热更甚,则需加药效更强的中药,如金银花,将处方转变成更为典型的治疗风热的方剂。如果是明显的风寒证,应参考第七章疏解表寒法。

基本上,要根据与风邪结合的寒热程度来相应地调整剂量和选择药物。如果寒热各半,则可以选择用秦老的原方。

要注意的是,对于大部分感冒和流感来说,用麻黄汤、桂枝汤和荆防败毒散都太过于温燥。即使患者有热的症状,桑菊饮和银翘散通常都不适合,因为它们的发汗之力不够。

2. 这个方子可以用于风热侵袭吗?

如上所述,这个方子可以用于某些风热侵袭之证。然而,如前一个问题答案所说,处方要根据病情严重程度进行调整。之所以要如此,是因为此方药性平和。基本上,风热是风邪夹杂温热之邪同时发生,当病邪更甚时(如高热、小便黄、便秘、口干、口渴和恶风),这个方子就不适用,要换用具有更高标配的治风热的方药如银翘散,或大幅度修改此方。医者的思维需反映对病情的发展有连续性的理解,灵活运用加减。

要记住只要有恶风(即使有热象),就必须保留荆芥或防风。

3. 怎么理解淡豆豉可以调节出汗?

淡豆豉的补益作用以补脾为主,能让虚弱的患者止汗,而它又有轻度的发散性可以发汗祛风。

(二) 调和营卫法

风伤肌表,中络中经

| 川羌活 2.4 克 | 青防风 3 克 | 川桂枝 2.4 克 | 炒当归 4.5 克 |
| 大白芍 4.5 克 | 嫩桑枝 9 克 | 鲜生姜 2 片 | |

评注

其他症状

- 容易疲劳。
- 容易出汗。
- 有时感觉体表发热。
- 易感受外邪。
- 恶风、恶隙风。
- 情绪波动。
- 脸色苍白。
- 不寐。
- 脉软、濡、缓和/或浮。
- 舌淡、胖,边有齿痕,润、嫩。

讨论

病因与病机:虽然很多问题都会导致卫气虚,但过度劳累是其常见的病因。它发生的原因是脾气虚(尤其是中焦虚寒),进而导致营卫不和(有关营卫不和的解释可参考后文的讨论)。

病程:可以是急性或慢性发作。除了以下具体症状,无论是急性或慢性病证都会具有上述几个方面的体征及症状。

- **急性**

风邪侵袭:出汗、发热、恶风,以及痹证可能出现的急性症状,如关节疼痛。

风中络脉:肌肤麻木和口眼歪斜,很多时候是慢性病的急性发作,常因天气变化诱发。

注意:对急性病证而言,应该使用传统的方法如喝热粥及加衣服致出微汗以帮助驱逐病邪。

- **慢性**

痹证:肌肉紧绷疼痛(如背痛)或关节痛(如小坐后膝盖会僵硬)。这是由于营卫不和导致气血瘀滞所致。上述基本方可用于急性关节炎、类风湿性关节炎和腕管综合征。

营卫不和：患者可能只有轻微的疼痛，如上述痹证，但主要表现为中焦虚弱，主诉是容易疲劳或易受外邪侵袭（关于这个证型与玉屏风散证的区别请参考后文的讨论）。

应根据上述差别来调整基本方。例如，当以痹证和风邪入络为主时，需要使用（或增加）直接祛除病邪/阻滞并作用于卫分的药，如羌活、防风、桑枝。对于较少郁滞和较少疼痛的慢性表现，应当减少或去掉这些中药，重用补中、调和营卫的中药，增加补脾的成分，如大枣。准确地衡量正虚和病邪强弱的相对关系是很重要的。

中药分析

总结
- 桂枝、生姜、白芍和当归调和营卫。
- 桂枝和生姜加强卫分和补益中气。
- 白芍和当归补益营气。
- 羌活和防风加强卫气。
- 羌活、防风和桑枝通络祛邪。

个药特性
- 桂枝和白芍是一对基本的药对，重在调和营卫。
- 桂枝辛温，通阳，加强卫分，祛风寒，解肌表，温经通络，本身无发汗之功。
- 白芍微酸，为平性至凉性，养阴和血，味酸而性收敛，可防辛药发散太过。
- 当归辛香性温，养血行血，与白芍配伍补益营气。
- 羌活、防风和桑枝通经祛风。
- 羌活辛、苦，性温，祛风寒湿邪，能发汗。
- 防风苦，微温，可祛风寒，除风湿。它的药性十分温和，能增强卫气。
- 桑枝甘，凉，入关节和肌肉。
- 生姜和桂枝有助于补中气，强卫气。

秦老的处方是基于桂枝汤的加减。

桂枝汤

来源:《伤寒论》(3 世纪初)

桂枝 9 克　　　　白芍 9 克　　　生姜 9 克　　　　大枣 12 克

炙甘草 6 克

秦老处方加减

肌肉疼痛(尤其是颈部): 葛根 6 克

打喷嚏、黏涕(慢性或急性): 苍耳子 6 克　辛夷 4.5 克

容易疲劳、面色苍白、纳差和脏器下垂(邪轻正虚重):黄芪 6 克　炒白术 6 克

头痛(尤其头后部有沉重感):藁本 4.5 克　刺蒺藜 6 克

头痛(前额部):白芷 4.5 克

很虚弱的患者容易大量出汗(如在喝热茶后):浮小麦 9 克　糯稻根须 6 克

消化不良伴不寐(脾湿伴胃气滞):秫米 12 克　制半夏 6 克

阴虚: 麦门冬 6 克　五味子 3 克

心气虚,如气短和活动后心悸: 人参 4.5 克

四肢寒冷(经常的):鸡血藤 6 克　络石藤 6 克 [1]

问题

1. 什么是营卫不和 [2] ?

营卫不和的关键点:

- 中焦气阳虚

- 病邪留于肌表

- 急性或慢性

在正常的生理情况,中焦产生营气且濡养卫气。当中焦不能滋养卫气时,病邪得以入侵。另外,卫气因防御外邪而无法发挥其温养肌肉,充盈皮肤,闭

1　这两个药是平衡的。一个微温、一个微寒,结合起来作用使得气血运行在经络,以及引药到肌肉、关节与经络,而不是直接温暖经络。

2　关于营卫不和的定义与临床应用有很多的观点,这里介绍的是秦老的理解。

腠理,司开合的正常功能,就造成出汗、恶寒、易感外邪的症状,以及脉弛弱。从根本上讲,营卫不和的根源是中焦虚弱。

虽然中焦虚弱导致营卫不和,然而秦老的处方还涉及病邪侵袭,这种病邪留滞于肌表。若病邪越深入,病情则越严重。病在肌表可导致急性感冒或流感的表现(如风寒虚证);然而,若病邪侵入经络,则会有更严重的类似中风的表现。需要注意的是,若病邪侵入更深的脏腑,那就不再是营卫不和。

营卫不和的治疗:

营卫的调和是通过加强营气和卫气,从而帮助机体来祛除病邪。秦老的处方是桂枝汤加减其他药味,以便更好地调整营卫不和带来的各种问题。秦老的加味可以使方剂更有效地消除病因,增益营气。通过了解每味中药的功效,便可以制订出个体化的处方。举例来说,如果患者的表现为更虚,而病邪较弱,就可以减少羌活、防风、桑枝等的用量或删去药味。

2. 同一个方剂如何既能治疗急性外感病证又能治疗慢性虚证呢?

要理解这个问题,首先要仔细研究桂枝汤。桂枝汤本身是用于治疗中焦虚弱之证(阳虚或气虚伴寒证)的。从以上药物分析中,我们会注意到君药桂枝、白芍都可作用于中焦。此外,桂枝汤并不是以通过发汗来解表为主要目的的方剂。

要了解桂枝汤所有潜在的功效,掌握其如何消除病因及其与麻黄汤的不同之处是很有帮助的。桂枝汤不会解表和开通毛孔,像麻黄汤那样发汗。桂枝汤通过增强中焦卫气来祛除病邪,促使卫气驱邪外出。而卫气便可恢复其正常功能,如控制毛孔开阖。

因此,桂枝汤经常作为补益的基础方来抵御病邪,可以用于无外邪侵袭的单纯虚证。秦老的处方中也确实添加了中药以专门针对新感或潜伏的病邪。这两类处方皆可用于无任何外感表证的证型和解决许多久病内伤的不适(如出汗问题、疲劳、容易感冒或畏寒等)以及急性感冒和流感。

秦老处方的关键在于它并不是针对单纯的虚证,而是针对正虚邪恋的病情。这种情况可能会持续数天乃至数年。

3. 如果这本质上是脾虚所致的卫气虚弱,那么桂枝汤和玉屏风散的处理有何不同?

以上情况都有中焦虚弱的症状,如出汗、易于感冒或疲劳,并且两方皆可用治于慢性病症和预防感冒,但是有一些细枝末节的差异。首先,让我们来看看桂枝汤的原方。

如果有慢性外感病史且中焦虚弱时,应考虑使用桂枝汤,最好作为预防给药,并与有固表作用的黄芪结合使用。

玉屏风散可通过益气祛邪来治疗余邪未清的虚证患者。使用防风避免邪寓于内。事实上,这是散中寓补,补中寓散,这与桂枝汤加黄芪的扶正固表有所不同。据此,如果体内无外邪而经常使用防风或其他发散类中药,反而使外邪有机可乘。

秦老上述处方结合了所有这些理念,而用此处方治疗慢性疾病,前提是有外邪驻留于体表。这通常可表现为周身肌肉酸痛、关节疼痛等为疼痛所困扰的情况,这就是为什么秦老的处方中包含了羌活、防风、桑枝等药物。尽管玉屏风散体现了相似的治法,然而它实际上只是针对虚证伴有轻度外邪侵袭。相比之下,秦老的处方可以缓解更严重的外邪侵袭。

所有的这些处方和理念可以结合在一起。例如,桂枝汤和玉屏风散可以联合运用,以预防外感风邪后易发的过敏性鼻炎或荨麻疹。

总而言之,解表药的用药必须通过补药来调节,同时注意勿过度发散导致患者更虚弱。

4. 桂枝、生姜、羌活、防风是如何增强卫气的?

卫气本质上属阳,因此常又称作卫阳。当营卫不和时,卫气虚弱,阳气虚衰,从而减弱其运行和温煦的作用。以上这些中药都对卫阳起到运转和温煦的作用,进而有助于消散外邪。一旦外邪得以祛除,卫气的负担减轻,更易于发挥其作用。由于这也是中焦虚弱的问题,因此不能仅仅依靠这些药物来成功治疗病症。

(三) 追风达邪法

风邪深入,昏仆不醒

| 炙麻黄 1.5 克 | 羌独活各 2.4 克 | 川桂枝 2.4 克 | 炙僵蚕 9 克 |
| 青防风 4.5 克 | 煨天麻 4.5 克 | 石菖蒲 2.4 克 | |

评注

其他症状

- 痉挛。
- 麻木与刺痛。
- 偏瘫。
- 多痰。
- 恶寒(为主)和发热(低热)。
- 无汗。
- 脸色晦暗。
- 头脑不清晰。
- 头昏/眩晕。
- 恶心/呕吐。
- 意识错乱。
- 严重者,可出现丧失意识/昏迷,牙关紧闭,二便失禁。
- 脉滑(或濡)、数、紧、滞、浮或沉。
- 舌体黯或黯红,伴白腻苔或黏苔,舌苔可厚或薄。

讨论

证型:这是真中风或外风所致的中风,是很严重的病症,就今天来说也相对少见,而比较常见的是类中风、内风妄动等。在过去的时候,由于人们容易受到环境与天气的影响,这种情况的发生频率更高。此方最初用于非常严重的病情如昏迷或中风,也可用于这类患者的康复。它还常用于处理不太严重的问题,如面神经麻痹。

病因与病机:这种证型是由严重的风寒湿浊邪侵袭所致,最主要的特征是外邪入侵,深深地渗透至脏与腑。可能有或没有明显的潜在虚损来允许外风侵袭。尽管如此,气虚和阳虚的人比血虚和阴虚的人更容易受侵。当然,病邪越强,就越有可能产生对没有明显表现的潜在虚损患者造成更大的影响。人们通常可以发现其发生与一些环境影响并结合疲劳的因素有关。这种情况尤其易发生于潮湿的环境,如沼泽。这也可能与现代医学某些病毒或昆虫引起的疾病存在相关性。

病程:这是一种突发的急性疾病。若症状持续一周以上,一般不会使用此方剂。如果不加以治疗,此病可能会延续多年,但对于慢性的病症需要不同的处方治疗。

病邪的深度:患者的严重程度取决于外邪侵入的深度。例如,在病情十分严重、病位深入的情况下,患者会失去意识,而轻症患者的临床表现看起来可能就像面神经麻痹症。

以下为帮助确定病邪侵入深度的指导原则:

如果病邪中腑(轻症):

- 低意识水平。
- 四肢和关节无力(不能工作)。
- 使用秦老原方。

如果病邪中脏(更严重):

- 语言不利。
- 口角流涎。
- 可在秦老处方中加入全蝎、蜈蚣等虫类药。

治疗原则:从脏腑深层引邪排出体外。通常 1~2 剂便可,典型的表现是服药后会引起发汗,唤起患者意识。然后可继续使用滚痰丸或三仁汤等处方。在急性症状缓解后,可能还需要用补阳还五汤[3]等进行补益。

鉴别:这种病症还应与内生病因产生的相似病情来鉴别。举例如下:

(1) 阴虚或精亏导致阳升。

(2) 内热生风,痰火上炎,阻络闭窍。

这些常见于由慢性心脏病或高血压引起的中风,它们可由压力、突然听到坏消息或过劳引发。这些病情都会有相似的突然失去意识的表现,尽管还能看到其他症状,如脸红、目赤、大量的痰、脉弦而有力且数、鲜红或紫红舌(和唇)并有厚黄苔。这一切都对应于类中(内风中风),而不是真中(外风中风)。对于这些病症的治疗秦老上面的方法是恰当的。

3　由黄芪、当归、川芎、赤芍、桃仁、红花和地龙组成。

中药分析

- 制麻黄(水炒)疏解肌表祛邪。如果病重,如出现身冷无汗、剧烈的头痛或意识丧失,可用生麻黄。
  - 桂枝能从血分祛邪。
  - 羌活能从太阳(经)祛风。
  - 独活能从少阳(经)祛风。
  - 防风能从经脉祛风。
  - 白僵蚕能从络脉除风痰。
  - 天麻能平肝息风。
  - 石菖蒲能醒脾开窍。

秦老的处方是基于小续命汤的加减。

小续命汤

来源:小品方(4世纪)

麻黄 3 克	汉防己 3 克[4]	人参 3 克	黄芩 3 克
肉桂 3 克	甘草 3 克	白芍 3 克	川芎 3 克
杏仁 3 克	制附子 1 片	防风 4.5 克	生姜 15 克

秦老处方加减

大量的痰(在喉咙里):远志 4.5 克　浙贝母 6 克

如有出汗:减少或去掉麻黄和桂枝

问题

1. 为什么秦老用小续命汤原方治疗时不用人参和其他补益药?

很简单,治疗首先要祛除风邪,而补益药会减弱此方的功效。如上所述,若有需要,可以使用含有更多补益药的方子。

4　原文中用的是广防己,现认为它是一个有毒中药,已不再用了。

2. 为什么秦老在介绍里提到"类中风",却没有提供治疗原则或处方?

其中一个原因是"类中风"为传统疾病的分类,提及它是为了使内容具有完整性,但是治疗类中风的方法是由很多与其证候表现相关的其他治则组成。例如,可以选择降火、化痰、养阴、理气、通便或其他治则。详见以下的补充。

补充:类中风

证型:以下是一些治疗类中风的方法。类中风的临床表现与真中风类似,如突然失去意识、偏瘫、口眼歪斜或言语不利。然而,它是由于内风造成,要寻找体内的失衡和造成这个证的病因。此外,这时不会有外感的体征和症状,如发热恶寒等。例如,在有肝火和痰时,就会生成上升的风、火和痰,可见面红目赤、痰多、脉弦而有力且数,舌(唇)红或赤或紫红,苔薄黄。需要注意的是,任何可以生成内风的证候都可以引起类中风,如肝肾阴虚等。

治疗原则:快速引火 / 阳与风下行,涤痰,顺气和通便。

可用的处方包含羚角钩藤汤[5]、天麻钩藤饮[6]和五石散[7]。

考虑的核心思想:

滋阴潜阳:生地黄和 / 或熟地黄 6~9 克　玄参 6~9 克　知母 6~9 克　天门冬和 / 或麦门冬 6~9 克

若有可见的痰:青礞石 9~12 克　天竺黄 4~6 克　竹沥 20ml(10ml 一天两次)　竹茹 4~6 克

便秘:大黄 4~6 克　芒硝 3~5 克(溶于汤药中)

急诊的处理:

若出现昏迷,要立即复苏患者:安宫牛黄丸(一次 1/16 丸,一天四次,可以捣碎溶在液体中,有需要的话可用鼻胃管喂入)。如果无效,还可以用中成药清开灵制剂。这些可以挽救患者的生命。

丧失意识、不安和抽搐:紫雪丹。

头脑时清时寐(如饭后忘记吃了什么,有时识人有时不识人):至宝丹。

这一策略也适用于严重的阿尔茨海默病、癫痫或抽动秽语综合征等表现为更偏于寒的类型者。

5　由羚羊角、钩藤、桑叶、菊花、白芍、生地黄、川贝母、竹茹、茯神和甘草组成。

6　由天麻、钩藤、石决明、栀子、黄芩、益母草、川牛膝、杜仲、桑寄生、夜交藤和茯神组成。

7　石决明 9~12 克、生牡蛎 9~12 克、寒水石 9~12 克、青龙齿 6~9 克和珍珠母 9~12 克。

由于现代很多人更多地表现为偏热型,可以考虑加用以下中药:

- 羚羊角(寒)
- 牛黄(寒)
- 珍珠(寒)
- 蟾酥(温)
- 石菖蒲(温)

第七章

寒的治疗律

【病位】

表:恶寒,身热,无汗。

发热即体温升高,与其他外感病特别是风邪致病相比发热尤甚。寒邪侵袭人体,体内正气与之相抗,正邪相争是以发热。

若恶寒较重,加衣覆被不可缓解,则寒邪已深入体表入侵经络,达至肌肉、筋骨。相比之下,阳虚所致的恶寒较轻,加衣覆被则可缓解。

其他常见症状诸如头痛欲裂,项强,关节、肌肉、骨节疼痛,脉象浮紧或数,舌象无明显病理变化,舌苔多为薄白苔,此皆《伤寒论》所述太阳经病证候。

寒邪在表病程通常较短,疼痛症状白天较重,发汗可缓。

里:身体强直,口噤不语,四肢战掉,洒淅恶寒[1],猝然眩晕,身体无汗,洞泄[2]不禁,脉象沉紧。

寒邪入里,可侵袭人体诸多部位,不适部位可反映寒邪所侵袭之处。例如,若寒入关节、肌肉,则症见肌肉强痉,关节强痛。若寒邪入胃,则可见胃痛,泄泻,痉挛。若寒入下腹,则症见下腹强痉(如疝气)。寒邪入里病程通常较长,疼痛症状夜间较重,发汗不可缓解。其他症状可见肤冷。

---

1 形容病人恶风寒时好像被冷水喷洒在身上,或被雨水所淋的感觉。

2 阴盛内寒所致的腹泻,发生在进食后,大便伴不消化的食物。

【治法】

寒中表,唯发汗;寒中里,当分三阴。

评注

寒邪中里的病位及治疗方法详见表 7-1。

表 7-1　寒邪中里的病位、相关经络、治法及用方

病位	六经	治法	用方
寒邪中脾	太阴经	温运	理中丸
寒邪中肾	少阴经	温补	真武汤
寒邪中肝	厥阴经	温降	吴茱萸汤

(一) 疏解表寒法

外感寒邪,寒热无汗

炙麻黄 1.5 克　　川羌活 2.4 克　　香紫苏 4.5 克　　川桂枝 2.4 克
淡豆豉 4.5 克　　苦桔梗 2.4 克　　生姜 2 片

评注

其他症状

- 患者体温很高,但恶寒感重于发热,欲加衣覆被。
- 头痛欲裂,头部肌肉紧痛。
- 皮肤干燥。
- 干咳或紧迫性咳嗽。
- 不易出汗。
- 脉浮、紧,也可能出现脉滑和 / 或数。
- 舌象无明显病理变化。

讨论

病因:感受寒和／或湿,诸如冬日受雨或受湿。寒邪发病,四时均有,然以冬季为多见。

治疗原则:以辛温之药发汗。服药后,患者应保持身体温暖以助发汗,对治疗大有裨益。注意:患者不可发汗过多,否则可致气、津液及阳气亏损。

适当辨证来区分本型与风邪侵袭十分重要。对风邪治以辛平,对风温则治以辛凉。因此,必须精准辨证。

寒邪临床表现常与湿邪夹杂,如症见肌肉和颈部紧绷、疼痛。这不是湿邪自外部入侵(如潮湿天气)所致,而是寒邪阻滞受寒部位的津液运行所致。

中药分析

- 炙麻黄、羌活、紫苏叶、生姜、桂枝均为辛温之药。
- 炙麻黄(水炒)作用于体表和卫分,具解表之功。桂枝作用深入,有解肌之效。两药合用,可发汗,解表,散寒。
- 紫苏叶祛风寒之邪,散寒解表,入上焦,宣肺气,适用于相对严重的外感风寒夹痰或湿之证,而痰或湿邪十分容易与寒邪相结合。
- 羌活入膀胱经,散风寒,胜湿,尤多用于上半身(如项、背、肩)紧痛,具发汗之功。
- 桔梗性平,主升,开宣肺气,有恶心呕吐时不适用。此时可用炒牛蒡子,宣肺,平肺气,且不会加重胃气上逆。
- 淡豆豉散风寒(详见问题1)。
- 生姜解表,祛体表风邪、寒邪。

病情轻重取决于外邪及患者身体强弱,应依据不同的临床表现、不同的中药特性来进行处方中药物剂量的增减及药物的取舍。

具体如下:

一轻者用豆豉、葱白,即葱豉汤。

一中者用紫苏叶、羌活。

一重者用麻黄、桂枝。

秦老的处方是基于麻黄汤及羌活胜湿汤的加减。

麻黄汤

来源:《伤寒论》(3 世纪初)

麻黄 9 克　　桂枝 6 克　　杏仁 9~12 克　　炙甘草 3 克

羌活胜湿汤

来源:《内外伤辨惑论》(1247)

羌活 3 克　　独活 3 克　　藁本 1.5 克　　川芎 1.5 克

蔓荆子 0.9 克　　炙甘草 1.5 克

秦老处方加减

咳嗽: 浙贝母 6 克　苦杏仁 6~9 克　炒牛蒡子 6~9 克

咳嗽痰多: 橘红 3~5 克　制半夏 6~9 克

咳嗽严重不能平躺: 前胡 4.5 克　炒牛蒡子 9 克

痰黏稠且不易咳出(寒湿所致): 制半夏 6 克　陈皮 3~5 克　厚朴 3~5 克

▶ 切忌用天竺黄或桑白皮等寒凉之药。

慢性哮喘: 细辛 1 克　干姜 2 克　五味子 3 克

▶ 即小青龙汤加减。若兼有内热,症见黄苔、口干、咽痛(常见症状),加石膏 9~12 克。

寒痰(诸如喉咙有黏液,胃脘有振水声)**:** 白术 6 克　陈皮 4.5 克

头痛: 白芷 4.5 克　川芎 3 克

问题

1. 为什么秦老在方中加入淡豆豉?

对于外感病,秦老喜用淡豆豉,原因如下:

• 淡豆豉可辅助方中其他药物祛除外邪,无论风寒、风热表证均可应用。

• 淡豆豉有健脾之功,但健脾功效较弱,若患者兼有疲劳,可用此药。此处不宜用党参、黄芪。

• 淡豆豉有和胃之功,可辅助缓解恶心。

- 淡豆豉药性平和,适用于老年及身体虚弱者。

2. 秦老为何用炙麻黄而非生麻黄?

生麻黄经水炒炮制后成为水炙麻黄,缓解了其发汗的作用。秦老善用药性平和之药以避免药物副作用。若患者身体虚弱,此方中用炙麻黄。若患者身体强健且症状较重,则可用生麻黄。

(二) 温运中宫法

寒中太阴,腹痛泄泻

| 上党参 4.5 克 | 大砂仁 2.4 克 | 炮姜炭 2.4 克 | 仙半夏 4.5 克 |
| 生白术 4.5 克 | 煨木香 2.4 克 | 广陈皮 4.5 克 | |

评注

其他症状

- 消化不良。
- 食少。
- 周身疲倦。
- 可见便秘(寒凝所致)。
- 面色苍白。
- 四肢(或)手足不温。
- 即使按压几分钟后,前臂的掌侧面皮肤仍冷。
- 喜温(诸如喜将加热垫置于腹部)。
- 最恶隙风。
- 口不渴。
- 食冷饮后易发腹部痉挛。
- 脉象沉、细、迟、微,右关部脉象尤沉。
- 舌质黯淡且湿,舌苔灰腻或黑腻,但不见黄苔。

讨论

证型：寒中中焦，中焦和／或脾胃虚寒。

病因与病机：此证可源于内因和外因。脾胃虚寒可出现于普通感冒或流感后，或由过食生冷、外感寒邪(诸如淋雨、受风寒)或内生寒邪(诸如内寒、阳虚)。

寒邪内犯经常影响脾胃，郁遏阳气从而导致阳虚。这通常会造成内湿。

治疗原则：温中，祛寒，化湿。而推动气机运行也是第二重要的原则。

病程：病情或急性或慢性。

中药分析

所有的中药均为温性。

- 党参、白术温中补脾气、脾阳。白术还可止泻。
- 炮姜炭温脾除湿，亦有止泻之效。
- 制半夏味辛、苦，能宣能散，也能燥湿。
- 陈皮味辛、苦、燥，能芳香理气、化湿，尤善治脾胃。
- 木香、砂仁味辛，能通运气机、醒脾、调胃、燥湿。

秦老的处方是基于香砂六君子汤的加减。

香砂六君子汤

来源：《张氏医通》(1695)

人参 3 克	白术 6 克	茯苓 6 克	炙甘草 2.1 克
陈皮 2.4 克	制半夏 3 克	砂仁 2.4 克	木香 2.1 克

秦老处方加减

根据病因：

寒邪外袭长期中焦有寒的患者(通常症见腹泻，恶风、恶隙风，腹痛)，加：
炒防风 4.5 克　紫苏叶 4.5 克

内生寒邪(如五更泻)，加：肉桂 2.4 克　煨肉豆蔻 3 克其他：

若在食生冷饮食后，易外感、痉挛、呃逆或胃痛，伴恶风、恶隙风：紫苏叶 4.5 克　炒防风 4.5 克　生姜 3~5 片

痉挛严重：白芍炭 6~9 克　炙甘草 4~6 克

若寒滞腹中（如痉挛）**且有气滞，但不排气**：干姜 3 克

消化不良：炒神曲 9 克　炒麦芽 9 克

流涎中有泡沫：吴茱萸 1 克

水泻：煨诃子 6 克

腹痛腹泻，或伴颈背酸痛：煨葛根 9 克

便秘（寒滞所致）：制附子[3] 3~5 克　熟大黄 4~6 克

▶　若脐周发冷，加肉桂、熟大黄。

胀气和矢气：大腹皮 6 克　炒枳实 6 克　焦槟榔 9 克

便秘，腰痛，手脚发冷：肉苁蓉 6 克

问题

1. 秦老为何选用炮姜炭而不用干姜或生姜呢？

通常来讲，生姜善治上焦，干姜善治中焦，炮姜炭善治下焦。此证中，腹痛为主要症状，干姜比炮姜炭更加辛温，其药性猛烈，会损害胃黏膜，导致胃痛。同理，其他某些味辛的食物或药材如胡椒、大蒜，虽然性温也不适于此证，应避免食用。与炮姜炭相比，生姜走而不守。而有腹泻时需要"守"的中药，故选用炮姜炭。

2. 秦老为何选用炮姜炭而不用炮姜？

炮姜炭长于建中止泻。此外，该证患者的胃可能比较敏感或者有潜在的虚证，因此需要用轻剂，而炮姜会刺激胃部，导致腹痛，比炮姜炭味更辛，发散功能更强。然而，湿盛时可据药性更"辛"的特性选用炮姜。

3. 秦老为何不用炒白术或炒党参？

前面章节曾提到炒白术和炒党参最善治湿。但秦老在此处没有用这两味炒制过的中药是基于全面的考虑。他认为此方中芳香燥湿药已足够多，因此

3　如果没有制附子，可用干姜代替。

使用未经炮制的药材不会因其性过于燥而损伤脾阴。未经炮制过的白术和党参实际上还有一点润的特性。

（三）温暖下焦法

寒中少阴，四肢厥冷

原附块 6 克	云茯苓 9 克	肉桂心 1.5 克	胡芦巴 2.4 克
淡干姜 2.4 克	炙甘草 4.5 克	葱白头 2 个	

评注

其他症状

- 畏寒身冷，腰部发冷。
- 腰膝痛。
- 外阴潮湿。
- 面色苍白。
- 腹痛痉挛，按之则缓。
- 肠鸣辘辘。
- 五更泻或时有便溏。
- 尿频，夜间尤甚。
- 性欲低下。
- 女性患者：阴道水样分泌物。
- 脉沉、细、弱，尺脉难寻。
- 舌淡、胖、肿，舌根有灰白、湿苔。

注：脉象与舌象为诊断此证关键。

讨论

触诊：通过触摸前臂掌侧和脐周看是否发冷来进一步确认此证。

证型：此治则要解决比前述治则更深层的问题，此证中有肾阳不足与命门火衰的成分。在此时寒邪深入，需以辛温药物逐之。然而，这时虚证相对较轻,与其说是肾虚寒还不如说是肾(少阴)寒。对于明显的寒证表现如疲倦、性欲低下、背痛、欲睡等,则需综合考虑更全面的治疗策略,可用诸如熟地黄、山茱萸和山药等这些强调温命火、滋阴精的中药。更多讨论可见第五章温补下元法。

病位:此证病位初在足少阴肾经。后亦常犯手少阴心经,如症见心悸时。

病程与病因:可为急性或慢性。例如,急性者可发生在暴露于寒冷、潮湿的环境中之后,如掉入河里。当然,只有当寒邪能够深入体内时才可发此证;因此,通常兼有预先存在于体内的脾肾阳虚。这种情况并不意味少阴经的表层或上层(太阳或少阳)必定要很弱,而是少阴经本身十分虚弱,导致外邪入里。慢性者可由阳虚或留恋不退的寒邪伤阳所致。举例来说,慢性肾炎患者常有此证。

中药分析

• 制附子、肉桂、淡干姜、胡芦巴逐寒救阳。

• 制附子、淡干姜、炙甘草合用逐寒通阳。寒邪充斥,阳气欲绝时尤宜。

• 制附子性温,逐气分寒邪,需先煎。

• 肉桂入肾、脾、心经,性温,渗入血分逐寒邪。可研磨成粉,汤药冲服或送服。

• 淡干姜辛热,逐寒,入脾,温阳祛寒。可用于腹泻、恶心、呕吐、咳嗽、喘息。淡干姜比干姜更温和。

• 茯苓味甘性平,补脾,除湿,利小便。此方中,茯苓尤为重要,可用于寒中夹湿,常表现为小便不尽。

• 胡芦巴味苦、咸,温补下焦之火,它性很燥,能止泻,也可用于尿频、腰痛,效果甚佳。若无此药时可用巴戟天 2.4 克代替。

• 葱白味辛,通阳散寒,推动周身阳气运行,其功效可深入体内,特别是络脉深层。

秦老的处方是基于真武汤、四逆汤和白通汤的加减。

三方均出自《伤寒论》(3 世纪初)

真武汤

制附子 9 克　　　白术 6 克　　　茯苓 9 克　　　生姜 9 克

白芍 9 克

四逆汤

制附子 6~9 克　　　干姜 4.5 克　　　炙甘草 6 克

白通汤

葱白 4 段　　　干姜 3 克　　　制附子 4.5~9 克

秦老处方加减

兼有肾阴虚:熟地黄[4] 6 克　　山茱萸 6 克

性欲低下、阳痿、乏力:淫羊藿 4.5 克　　巴戟天 4.5 克

腰痛:补骨脂 4.5 克

寒湿(如感觉体液过量,如面浮,手或腿浮肿,舌湿,涎多):仙茅 4.5 克　　苍术 4.5 克

寒邪所致咳嗽和强烈的寒冷感:细辛 1.5 克

问题

1. 秦老为何在此选用淡干姜而不用炮姜或生姜?

肾阳虚总会影响脾脏,因此用淡干姜可解决脾的问题,而此方中其他中药均属少阴肾经药。我们可从经典的方剂如四逆汤中看到这一思想。

2. 在本方中葱白入里,为何在其他处方中可用于解表?

葱白可入身体不同层次,取决于它与什么药合用。例如,若它与荆芥合用,如在第六章宣肺祛风法中,则作用于体表。此方中其与深部少阴经药合用则引其入少阴经。

4　熟地黄有时也太黏滞,还相对偏寒,秦老喜欢用以下炮制方法制成细辛熟地:用 100 克熟地黄和 20 克细辛同炒,能减少熟地的黏滞,激活熟地的药性。

（四）温降厥阴法

寒中厥阴，腹痛吐酸

| 淡吴萸 2.4 克 | 小茴香 1.5 克 | 肉桂心 1.5 克 | 玄胡索 4.5 克 |
| 炒川椒 1.5 克 | 台乌药 4.5 克 | 生姜 2 片 | |

评注

其他症状

- 不可名状的胃脘不适，或腹部（尤其下腹）冰冷、发紧、痉挛，喜温喜按。
- 消化不良。
- 食欲不振。
- 食后欲吐，或吐稀、冷的黏液伴胃脘部的一种上涌的不适感。
- 泛吐冷涎，吞酸嘈杂，仅有轻微烧灼感，尤好发于喝冷的饮料后，常出现于一阵肠鸣后。
- 腹泻或大便不正常（便秘和便溏交替出现）。
- 四肢冰冷。
- 疝。
- 睾丸拘痛。
- 赤脚踩在冷地上疼痛加重。
- 会阴部发冷。
- 睾丸感染（如附睾炎）。
- 头痛，头顶尤甚，深入头里，稍冷，发紧。
- 悲伤或者沮丧。
- 注意力不集中。
- 多梦（多伤感的梦）。
- 水肿。
- 此方也可用于妇科不孕症以及痛经伴腰部或少腹发紧而得温则减。
- 脉沉、弦、缓、细。

● 舌体瘦,色黯白,苔湿(或黏),苔白或灰白色。

讨论

病位、证型及病机:此证常始于厥阴虚弱,即肝气、肝阳及肝血亏虚,从而导致寒邪侵袭下焦。病因可能是喝过多冷饮或暴露在寒冷的环境中,导致寒滞,进而导致肝气和肝血瘀滞。这是一种由虚造成的瘀滞。通常,但不总是,会出现一些上升或上逆的症状体征。

虽然此证基本上始于寒中厥阴经,也有一些继发证型可来解释患者复杂的症状。当然,清除厥阴经之寒还是治疗其"本"的基本治则:

● 肝胃虚寒
● 胃失和降所致浊阴上逆
● 寒邪犯中土则清阳不升
● 阳气虚而不能输布至四肢
● 阴寒犯厥阴之络

治疗原则:补肝阳,祛寒邪,可从"本"上解决问题。

中药分析

● 吴茱萸辛热,入肝胃二经,下气降逆。
● 生姜辛散,暖胃降逆,善治胃寒浊阴之气上逆。
● 炒花椒、小茴香、乌药和肉桂皆可温暖肝胃、降逆平冲。
● 炒花椒辛温燥,入厥阴经,分散寒湿,也可补肝阳。
● 小茴香辛温,可缓解厥阴经 / 少腹疼痛(如疝或睾丸炎症所致疼痛),也可用于寒湿所致妇科疾病。
● 乌药芳香,温暖肝气,促进厥阴 / 肝气在腹股沟的循环,温暖少阴经。
● 肉桂能温通血分寒邪,尤善入肝肾。因其入肝之血分,所以它有助于生气。亦可补肝阳。可研磨成粉,以汤药冲服或送服。
● 延胡索辛、微温,入肝经,推动气血运行,止痛,缓解整个躯体痉挛性痛,尤善治肝气犯胃之证。

秦老的处方是基于吴茱萸汤的加减。

吴茱萸汤

来源:《伤寒论》(3 世纪初)

吴茱萸 9~12 克　　生姜 18 克　　人参 9 克　　大枣 12 个

秦老处方加减

疝:荔枝核 6~9 克　橘核 4.5 克　薤白 6 克　炒川楝子 4~6 克

(若症见痉挛,薤白效果极佳,可解痉)

腰痛:杜仲 6 克　续断 4.5 克

另外补肝血、肝阳(如症见乏力,脉弦、弱、沉,面色黯沉):沙苑子 4~6 克
当归 3~5 克

其他治疗:

• 灸大敦穴:用艾条或艾炷,艾炷见效更快。治疗疝,灸对侧或两侧。也可在此穴位隔姜灸 9 壮。

• 吴茱萸、肉桂、干姜等量制成膏药贴于神阙穴。

• 通常来讲,患者需注意少腹与会阴部保暖。

问题

1. 秦老的基础方为吴茱萸汤,为何本方中没有加人参?

人参不入厥阴经,它不能针对本证的根本病因,尽管人参也有补肝阳、治某些胃痛之效,故而此方中加人参不是最佳选择。若患者虚证(如宗气或中焦虚)严重、因呕吐致津液亏损或想使处方更加温和(见下一问题),则可加人参。

2. 此方的药力强不强?

此方药力很猛,因此症状严重程度相匹配时治疗效果才佳。如果患者症状稍轻,可减少方中药性较热中药的剂量或去掉这些药味。若想使此方药效更为温和,可加人参或炒白术。

3. 该证患者症状、体征很多,那么该如何解释这些症状、体征呢?

诸多症状说明了该证由寒中厥阴传变。症见急性疝气或痛经,可以此方

治疗。注意症状与核心病机之间的联系会帮助理解不同的可能性。

4. 可以用干姜或炮姜代替生姜吗？

不可用干姜，因为干姜降逆功效较弱。不可用炮姜，因为在炮制过程中，它止吐、除寒湿功效消失。若此方用于不孕症（如前文所述），患者未见消化问题，当然可用炮姜或炮姜炭。

5. 肝阳虚与此证有何联系？

这里所说的肝阳，是肝生理功能的组成部分，也是肝气的基础。肝气对其他脏腑功能正常运行尤为重要。例如，如果肝处于健康状态，肝阳与肝气可助脾正常运转。如果阳虚，木不制土，这时肝气失于疏泄，从而使脾胃功能减慢，表现为抑郁、胸胁胀满、食欲不振伴消化不良、腹胀、便秘或便溏。应该注意到，该证源于肝气郁，而肝气郁则由多种潜在的原因造成，如血虚或者这里所说的阳虚。

然而，上述治法针对于寒实证兼有潜在的虚证。患者症状表现越急，可能实证就越占优势。同理，病情进展越慢，虚证就可能越占优势。学习秦老关于肝寒的辨证，有助于帮助理解这些证型的组合：

- 肝寒可由寒邪直中所致，出现急性症状如四肢厥冷、腹痛、爪甲发紫、脉弦细或沉且不应手。这种情况需用辛温药物通阳。

- 然而，肝寒也可源于肝本身变虚弱的渐进过程，导致肝脏功能减弱，症见疲倦、不能干重活、忧郁、胆怯、四肢不温、脉沉细缓，需要治以温补之法。

值得注意的是，也有肝阳虚、肝气虚但未影响中焦的症状，如疲倦、忧郁、胆怯、头痛、麻木、四肢不温。

秦老这个方子包含治疗上述诸症的中药，需审视具体情况来进行加减。秦老认为：

- 补肝阳药为肉桂、花椒和肉苁蓉。
- 补肝气药为天麻、白术、菊花、生姜、细辛、杜仲和羊肝。

6. 针对疝列出的加减药味功效仅在于止痛吗？

以上列出的加减中治疝中药均可止痛，但也有放松肌肉、增强肌肉功能的治疗效果，因此这些药也可治疗无疼痛的疝。

（五）温散表里法

寒入表里，四肢厥冷，脉沉

炙麻黄 2.4 克	炙甘草 1.5 克	熟附块 4.5 克	香紫苏 4.5 克
北细辛 2.4 克	青防风 4.5 克	生姜 2 片	

评注

其他症状

- 头痛甚。
- 肌肉与关节紧、冷、痛。
- 项背酸痛。
- 慢性哮喘、喘息或咳嗽遇冷加重。
- 痰多。
- 咽痛。
- 恶寒重，发热轻（体温升高）。
- 脉沉、紧、细。
- 舌体黯白、肿，苔湿、灰，白或黑。

讨论

证型与病因：此证大约一半在里（本），一半在表（标）。它由素体肾阳虚及寒邪侵袭太阳、少阴二经所致。在表为风寒或风寒夹湿。该证并不常见，可见于农民或居住条件差的人。本方尤适用于症见面色苍白、血压低、脉弱患者。

服药后，患者需保暖，使其微微发汗。服药 1~2 周即可，待患者食欲恢复正常、不再发冷时可停用或换方。

中药分析

- 制附子、生姜助阳气，逐里寒。
- 制附子在里，振奋阳气，促使寒邪外出，且能固卫分。要先煎煮 45 分钟。

- 生姜辛温发散,逐在里之寒湿,驱在表之风寒。

- 细辛通达肾经络脉,助附子之功,又可助解表诸药散表寒,如炙麻黄。细辛缓解疼痛功效也很显著。

- 清炙甘草调脾补脾。

- 防风、炙麻黄发汗,使用时要注意其引起亡阳的可能性。

- 炙麻黄、紫苏叶和防风散表寒。

- 炙麻黄在外,发越阳气,开泄散寒,在内可化因寒聚在内的寒湿。

- 紫苏叶辛,宣肺散风寒和湿于外,祛寒于内。它还有芳香化湿、痰之功,痰湿是因寒积聚于内的。

秦老的处方是基于麻黄细辛附子汤的加减。

麻黄细辛附子汤

来源:《伤寒论》(3 世纪初)

麻黄 6 克   制附子 9 克   细辛 6 克

秦老处方加减

表寒重:荆芥穗 4.5 克

头痛(严重):藁本 4.5 克

里寒重:肉桂 2 克

太阴寒(胃痛、腹痛及腹泻):干姜 2~3 克   吴茱萸 1 克

▶ 要去生姜

第八章

暑的治疗律

六淫之邪除了暑之外。虽言四季各有所主,但实际全年皆可得之,唯暑邪仅夏日方得。此外,暑必兼湿,故不同于温热;且暑邪直中,亦不同于湿热病。

治疗的最基本的概念首先且最重要的是清热和促进化湿。对重症患者用冰浴治疗是必要的,但又可导致湿邪深陷体内,延长恢复时间。

【见证】

身热汗出而喘,烦渴多言,倦怠少气,或下血、发黄、生斑。

这通常发生在此前有脾虚的患者身上。黄疸和斑疹(它通常是隐隐可见的)在病症严重时可见。发热不高,每日下午出现。汗出常常是黏的,但是不多。此外,还会有眩晕,胸闷窒息感,头胀,恶心 / 呕吐,腹泻,尿赤,脉浮、软或濡,舌胖、舌色橘黄或黯。除了急性发作,此证也可见于慢性疾病,适合用宣热祛暑法治疗。

侵入心包,散于血脉而入脑,四肢抽搐,不省人事。

这称之为暑厥,它首先入心包,然后再入心包络。这种极度的热使它本身能通过血播散至全身络脉,最后入脑,就会表现出意识丧失、痉挛、高热和出血。需要及时治疗,否则病情会发展至十分危险。

然而,此证也有不太严重的表现,如没有丧失意识,但有十分强烈的热感、发热、恶心和呕吐。这两个证型比上一证型更为严重,属于后文所描述的清心涤暑法所主治之证。

【脉象】

虚大无力或小弱——属虚。

洪盛数疾——属实。

(一) 宣热祛暑法

暑邪初感,体倦烦渴

鲜藿香 6 克	连翘壳 4~6 克	鲜佩兰 6 克	瓜蒌皮 9 克
六一散 12 克	莲子心 2.4 克	鲜荷叶 6~9 克	

评注

其他症状

- 头重、头胀,头脑糊涂、思维不清晰;不是真正的头痛。
- 眩晕。
- 面垢(看起来像很久没有洗过,轻微的黯和油腻)。
- 疲劳、十分无精打采,没有活动的欲望。
- 恶心,有时呕吐。
- 腹泻。
- 腹部膨隆和排气。
- 无食欲。
- 低热,下午升高。
- 恶风和恶隙风。
- 关节痛 / 腰痛。
- 尿赤和混浊。
- 舌尖有点红,薄、润和微黄苔。
- 脉浮、软、濡(有时数),严重者可见脉大和散。

讨论

证型与病因：这是暑邪夹湿侵犯卫分和脾，看起来像一个小的热中风或一个经常出现在夏季的感冒，此时外界气温是高的。

治疗原则：从肺、胃、脾、膀胱与脑中清除暑热。

中药分析

• 藿香小温，从上焦与表层芳香散泄湿邪；它也能理气调中、宽胸化湿。它是祛暑热药的第一选择，特别适用于头昏、眩晕和头痛。

• 佩兰与藿香相似，然后它作用于身体更深层（肌层和脾），而藿香更多地作用于表和胃。它也有能力在气分促进行气化湿。

• 连翘味苦、凉，能从心包与心轻宣和清热。而桑叶、菊花和金银花不适用这个情况[1]。

• 瓜蒌皮性寒、滑，能清暑热。瓜蒌皮比全瓜蒌更能祛暑，它也有一定的通便能力，但是作用不及瓜蒌子。

• 六一散是由滑石和甘草粉按 6：1 的比例组成。滑石不但能从小便中排出湿和热，且有一定的驱表邪作用，这就能用来治疗暑热早期的问题。利尿是治疗这个病证的根本原则。

• 甘草保护胃不受滑石寒性的影响。

• 莲子心能从心的络脉中清暑热，防止意识丧失。

• 荷叶味甘、有点芳香，能够从身体所有部位的暑热与湿邪结合的黏滞中逐湿，特别是在深部络脉。

秦老的处方是基于藿香正气散的加减。

藿香正气散

来源：《太平惠民和剂局方》(1078)

藿香 12 克	厚朴 9 克	陈皮 9 克	紫苏叶 6 克
白芷 6 克	制半夏 9 克	大腹皮 9 克	白术 12 克
茯苓 9 克	桔梗 9 克	炙甘草 3 克	

---

1 虽然它们都能清热祛邪，但不入心和心包。

秦老处方加减

恶心：竹茹 4.5 克　制半夏 4.5 克

轻微的尿道灼痛、尿赤：通草 2 克　芦根 6 克

胸闷、胁胀，情绪波动过度或忧郁：枳壳 4.5 克　郁金 4.5 克

（二）清心涤暑法

暑邪内犯，昏倒身热

川黄连 1.5 克	净连翘 9 克	青蒿梗 4.5 克	飞滑石 12 克
黑山栀 4.5 克	青荷梗 6~9 克	紫雪丹 0.9 克（吞）	

评注

其他症状

- 意识丧失。
- 痉挛。
- 强烈的头痛。
- 面红耳赤、眼睛红。
- 强烈的口渴。
- 有汗出或无汗。
- 尿赤伴有尿痛和灼热感。
- 便秘。
- 比前面"宣热祛暑法"有更高的体温（如 39~40℃）。
- 脉濡、浮、数。
- 舌鲜红，有黄黏苔。

讨论

当人们中暑严重时，很多时候他们会将冰袋放在颈部等部位来降温。在危急时刻这是必要的，由于这样能迅速退热，然而也会导致郁滞的增加（如湿

的凝结),造成昏睡、无食欲,舌苔白厚且黏,患者可能在 1~3 周内不会复原。

证型:这是一个暑热中风,它侵犯心和脑。通常发生在一些有潜在虚证的基础上。

中药分析

- 栀子、连翘和黄连皆苦、寒,能清热(尤其是心火)涤暑。
- 黄连也能清胃热和燥湿。
- 连翘苦、寒,能清心中热。
- 栀子壳(皮)比栀子仁能更好地祛暑,可选用栀子皮。
- 青蒿和荷梗都能祛暑,还有从身体的深部逐邪而出的能力。此功能把病邪从心包/心的营分驱逐出表,首先经过气分,再经过卫分。最后会产生微汗。
- 青蒿苦寒,辛,芳香,也能清虚热。
- 荷梗味甘,略带芳香。它能清热,促进化湿,能将湿从深部络脉移除,并能开窍。如果没有荷梗,也可用荷叶来代替。荷梗就好像管子或禾秆,可以想像这允许它的药力贯穿全身,使其在行经络之气时更为有效。
- 滑石清热、促进化湿,它能防止暑邪进入身体更深的部位。正因如此,它能用在早期,也能用在晚期病程中。它应该包煎和先煎 30 分钟,如果有滑石块,它比滑石粉更好。
- 紫雪丹是一个强有力的成药,必须加入滤过的药汁。例如,用 0.45 克紫雪丹分别冲入头煎和第二煎的药汁中,早晚分服。如果没有紫雪丹,可用牛黄或羚羊角粉 1 克来替代,也是将细粉冲入药汁中服用。

秦老处方加减

如果阴血受损:金银花 4~6 克 牡丹皮 4~6 克

如果症状表现为十分严重,如有意识丧失、中风或高热,要考虑中医的急救三宝:安宫牛黄丸、紫雪丹或至宝丹

问题

1. 为什么金银花和牡丹皮被选来用于治疗阴血损伤?

严重的暑热很容易损伤阴血。在这个阶段,要保护阴血的方法是祛暑热

于血分。此时补法是不当的。

2. 因为此证会有严重的热,石膏和黄芩能不能用?

石膏在此是不合适的,因它不治疗湿。黄芩也不是最好的选择,它主要针对肺与大肠。而此时心是受累的关键之脏,因此要选用黄连。

第九章

湿的治疗律

【性质】

重浊有质之邪。

湿为阴邪,它十分黏滞且不易化去;有下沉至下焦与深入络脉的倾向,因此很难祛除。

【病因】

外感:山岚瘴气[1],天雨湿蒸,远行涉水[2],久居湿地,汗衣湿衫。

潮湿的天气或潮湿的环境可能是主要因素,没有能及时吹干头发等行为也能造成头痛和偏头痛等症状。

内生:膏粱之人,嗜食炙烤,生冷油腻,以致脾阳不运。

【病位】

在上:头重目黄,鼻塞声重。

感到头大、肿胀,或头摇动时内部有水流动的感觉。头脑迟钝或思维不清,钝痛,面浮睑肿,喉中黏液,声音低沉,流鼻涕,流眼泪及眼部有分泌物,耳鸣响

1　山岚瘴气是潮湿的山林地区中由腐败物质释放出的一种气体,被认为是造成类似疟疾样病症的原因之一。

2　不仅指旅行,还指在水的环境中工作,例如赤脚站在水中或潮湿的地方。

如飞机飞过,视物模糊,或手脚浮肿。

在中:痞闷不舒。

也可有恶心、梅核气,触诊时有振水音,或腹中有水的感觉,中上腹有十分明显的胀满。

在下:足胫浮肿。

也可有小便困难、淋沥,尿浊、尿少,下肢浮肿尤其是足跗肿,腹胀,大便溏且黏、无法排尽,痔疮,带下。

湿在三焦任何一部位会表现出症状在早晨或吃了不当食物(特别是前文提及者)时加重,在来回走动后减轻。然后,如果湿与热交织形成湿热证时,症状会在下午加重而在第二天醒来时改善。

在经络:日晡发热,筋骨酸痛。

除了低热之外,通常有周身不适,虚弱,四肢酸软,疲劳,恶心,胸中窒闷,关节痛,这些症状在下午 2~6 时更为普遍。也可能有下腰痛或肌肉麻木刺痛,行动不便。

在肌肉:肿满,按之若泥。

这是一种凹陷性水肿。

在肢节:屈伸僵硬。

关节也会有酸痛。

在隧道:重着不移。

隧道所处位置比经络更深。举例来说,经络是指肌肉、关节、筋、血管和骨的表层,而隧道是指这些组织的深层。二者都会出现酸和痛。然后,全身的酸痛如感冒引起者是病在经络,而长期的痛证如肌萎缩侧索硬化、多发性硬化或类风湿关节炎是病在隧道。

在皮肤：顽麻。

皮肤有皮疹与脓疱、水疱（例如，某些类型的湿疹）。麻木表明病主要在血分，而刺痛表明病主要在气分。

在气血：倦怠。
在肺：喘满咳嗽。

痰饮是黏的或有泡沫的。

在脾：痰涎肿胀。

喉中有大量的黏液，通常有肢体肿胀和腹胀矢气。

在肝：胁满疝气。

还会有胁痛。

在肾：腰痛阴汗。

阴部可能会出现皮疹或皮炎。也会出现腰痛，感觉好像负重一样沉重。

入腑：肠鸣、呕吐、淋浊，大便泄泻后重，小便淋涩黄赤。
入脏：昏迷不醒，直视无声。

也会表现为意识丧失，儿童抽动秽语综合征，或癫痫小发作。这些属于湿邪侵袭身体最深层部位，通常是心、肝和肾。

【治法】
　用风药胜湿。

这个方法不仅用于外湿，而且也是一个重要的治疗各种内湿病证的手段。

举一个例子,我们经常应用风药来治疗妇人带下病以代替简单的"收敛"方法[3],以及治肠风和阴道出血。例如,防风、荆芥和青蒿都是风药,它们通过升提来祛除内湿。用炒或炒焦的效果最好,这种炮制过的药能使药力深入身体更深的层面,使那里的组织更"干",以能更好地吸收湿。

泄小便引湿。

举例来说,常用滑石、冬瓜皮、冬瓜子或泽泻。

通大便逐湿。

这通常用于严重的病症如腹水,此时仅仅通过利尿来除湿已经不够了。另外,这个治法也能用在相对不太严重的病症如大肠湿热时。在这种情况下,我们可以用以下的方剂,如枳实导滞丸、木香槟榔丸或调中四消丸[4]。这个治疗方法使用得当也不至于产生水泻,但会有大量排便和排便完全,有时还有黏液排出。大黄炭特别适用于肠道湿热交阻。

吐痰涎祛湿。

在一些急性情况时,患者吃了不好的食物或吃得过饱,出现像恶心、发热和头痛的症状,可让他慢慢喝下栀子豉汤200ml[5]。5~10分钟后,叫患者用羽毛探自己的喉咙引吐。这个方法现在也不常用了。

在上宜发汗。

举例来说,对轻度头晕、头痛、大量黏液和恶心,可用藿香正气散[6]。

在下宜渗泄。

3　例如完带汤。

4　这三个处方的组成可见于第二章增补的药方。

5　由淡豆豉与栀子组成。有时还能用于儿童癫痫和哮喘,张子和常用此法。

6　组成可见第八章(第162页)。

例如,对水肿和肾炎可用五皮饮[7]。湿在下焦如尿路感染(尿赤和尿痛)伴下腹痛者,可用八正散[8]。

里虚宜实脾。

湿在中焦需补益脾运。

夹风宜解肌。

如湿夹风,见于湿疹或皮炎,可用防风、蝉蜕、白鲜皮、苍术或白蒺藜。

阳虚宜补火。

如体内有湿邪合并命门火衰,可用补火之法治疗。举例来说,可用金匮肾气丸[9]。阳虚可以出现从慢性肾炎至易患感冒等广泛表现。它也可表现为水肿、面色苍白、腰痛、身寒的感觉或尿频。在这种情况下,单纯用利尿药反而会使得病情加重。

阴虚宜壮水。

这是一种有多种排列的复杂病情,需要补阴而不会产生更多的湿,又要能够利尿。故不能简单地滋阴。合理的治疗始于六味地黄丸[10],它包含补阴药与其他能帮助祛湿的中药;也可加入冬瓜子、车前子、猪苓、牛膝和薏苡仁引湿下行并排出。在这种情况下试图用白术健脾化湿是不恰当的,因为白术既不能养阴,又不能充分地祛除水湿。一个十分有用的临床例子就是,该证型可见于许多老年不安腿综合征患者,在局部还可能有麻木和刺痛,或沉重、肿胀感。我们必须补肾阴和肾精,还同时要祛湿。可以考虑用地黄饮子[11]这样的基础方,再加上些轻药来祛湿,如木瓜、蚕沙、槟榔、络石藤、丝瓜络和通草。

---

7 由桑白皮、生姜皮、茯苓皮、陈皮和大腹皮组成。

8 由木通、滑石、车前子、瞿麦、萹蓄、栀子、酒洗大黄、灯心草和炙甘草组成。

9 由地黄、山茱萸、山药、炮附子、桂枝、泽泻、茯苓和牡丹皮组成。

10 由熟地黄、山茱萸、山药、茯苓、牡丹皮和泽泻组成。

11 由熟地黄、山茱萸、肉苁蓉、巴戟天、制附子、肉桂、石斛、麦门冬、石菖蒲、远志、茯苓和五味子组成。

湿而有热,宜苦寒之剂燥之。

湿热交织(以热为主)时,需用苦寒药,如黄连、黄芩、黄柏和大黄。

湿而有寒,宜辛热之剂除之。

宜用燥和温热之性的药,如草果、苍术、细辛、杜仲、续断、独活和炮姜。

【总结】
化、燥、利、逐。

治湿六法曰:芳化、温燥、下利、攻逐、发汗、清化。简归之,化、燥、利、逐四字。

(一) 芳香化湿法

湿浊内停,脾胃不和

藿香梗 4.5 克　　白蔻仁 2.4 克　　仙半夏 4.5 克　　春砂仁 2.4 克
陈广皮 4.5 克　　炒苡仁 9 克　　佛手柑 3 克

评注

其他症状

- 消化不良,食欲不振,可有腹胀感。
- 胸闷脘痞。
- 口黏口淡。
- 泛漾欲吐,严重时有呕吐。
- 头重。
- 面部虚浮。
- 脉浮和濡。
- 舌胖、舌体大,有白腻或灰苔,或微黄厚苔但易刮掉。

讨论

病因：这个证型通常是外湿的结果（例如，潮湿的环境），它的入侵，造成脾胃不和。它也可由饮食不规律或吃了过多生冷食物（如西瓜和水果）或太油腻的食物引起。

病程：这个治法用于湿病的早期，通常是急性或亚急性期（一天至几周）。

病位：通常在上焦和中焦，主要影响胃而不是脾。

治疗原则：芳香化湿，宣散湿邪，调和胃气。如果湿邪留滞，导致气机停滞，会进一步使湿邪停留，应当芳香理气化湿。

中药分析

总结

● 处方中的药物多为芳香药，因此不能久煎。先把中药浸泡 20~30 分钟，然后煮沸，再用文火煮 10 分钟即可。

● 方中药物除了薏苡仁之外都是辛温的。

● 方中药物除了制半夏和薏苡仁之外都是芳香的。

● 方中所有的药物都能化湿和除湿。

个药特性

● 藿香梗：能理中焦之气，宽胸化湿。它不是十分燥或热，相对于藿香全草来说其作用更温和。藿香的作用主要在上、在表。藿香梗和叶都能芳香宣透湿邪。藿香叶有更强的宣透和解表作用，能用在有外邪侵袭时。藿香梗通常更适用于此证型。

● 白豆蔻、陈皮、佛手、砂仁和制半夏都作用于中焦，芳香理气化湿。

● 白豆蔻与砂仁具有相同的特性，能促进气的运行并和中。砂仁能更好地温中开胃，促进食欲和减轻呕吐。白豆蔻主要作用于脾，促进脾运，帮助除湿。它们合用能开胃醒脾，必须捣碎后在药煎成之前 3~5 分钟加入。

● 炒薏苡仁：作用于下焦，味甘、淡，能渗湿和健脾。它能利湿，渗湿和燥湿而不会引邪深入体内。当芳香中药也用于燥湿时，薏苡仁应炒制。因为炒制减弱了它的寒凉之性，也加强了它健脾和中的能力。而生薏苡仁能更好地通经络，止痹痛，治痿，排脓和消肿。

秦老的处方大致基于藿香正气散的加减。

藿香正气散

来源:《太平惠民和剂局方》(1078)

藿香 12 克	厚朴 9 克	陈皮 9 克	紫苏叶 6 克
白芷 6 克	制半夏 9 克	大腹皮 9 克	白术 12 克
茯苓 9 克	桔梗 9 克	炙甘草 3 克	

秦老处方加减

喉中黏液:佩兰 4.5 克

微恶风或病因是进食过多生冷食物:紫苏叶 4.5 克

同时合并有外湿与外感:紫苏叶 4.5 克　防风 6 克　羌活 4.5 克

脾虚:茯苓 9 克

腹部胀满:厚朴 4.5 克(仅中脘部胀)　木香 4.5 克(仅下腹胀)

有消化不良病史:焦神曲 9 克

大便黏,伴黄腻苔:炒黄连 3 克　炒神曲 9 克

问题

1. 为什么秦老在此处方中用了佛手?

选用佛手是由于它温和、芳香和外宣的性质。此外,它与藿香一起轻宣化湿。选用佛手并不是由于它调肝气的能力。

2. 化湿是什么意思?

化湿是三个基本治湿方法之一。其他两个方法是利湿和逐湿。

然而化湿又是一个总称,它包含这三个治疗法则:

(1) 芳香化湿用于上述轻症。

(2) 苦温燥湿用于湿病相对严重时(见后文治法 2)。

(3) 清化湿热一方面要清热,另一方面要化湿,然而在这个证型中仍应强调化湿。(见后文治法 6)。

3. 用化湿法时要注意些什么?

化湿的中药很容易伤津液,因此要注意在伤津发生之前停止用药。湿性

黏滞,要祛除它有时会相对缓慢。这样,如果使用过量芳香与燥性药,经常导致湿不但没有减轻和祛除,反而开始伤津,以至于发展到难治的僵局。

4. 为什么秦老在此处方中仅用薏苡仁一味利湿药?

此处是治疗相对位于表层且较轻的湿邪,不需要过度利湿(或燥湿)来达到目标。

5. 渗湿和利湿是什么意思?

利湿是一种通过利尿来排湿的治疗方法。它可分成淡渗除湿和通利小便两类。通常将一二味淡渗除湿的中药如薏苡仁、通草、茯苓、赤茯苓或冬瓜皮加入芳香化湿的处方之中。通利小便中药的不同之处在于其是用于治疗由湿邪造成的尿道症状,如尿少、尿黄、尿短赤、小便不利等。可参见后文下行利湿法。

6. 本治法(芳香化湿)和下一个治法(温燥湿浊)之间的关系是什么? 如何从症状学上来辨别?

芳香化湿是针对更表层 / 急性的 / 与胃相关的问题,而温燥湿浊法是针对更深层 / 慢性的 / 与脾相关的问题。因此前者要用更轻的药。

对温燥湿浊法所治疗症状的关键辨别要点是与脾更相关的症状,如消化缓慢、大便溏黏,因此要在此法则的名称中加上这个"温"(脾)字。然而,在实践中可以把两个方法结合起来,强调与现有症状紧密联系的综合治疗法则。

7. 哪些症状提示湿邪更为严重?

当患者开始有脘腹痞闷、身重疲倦、食少呕恶、舌厚苔腻这些症状时提示湿邪更为严重,应当更改治疗策略,用更"燥"的治疗方法,考虑应用厚朴和苍术,同时不再强调轻药。这样使其更接近下一个治法。

然而,如果以上这些症状还没出现,举个例子,仅有摄食减少、口淡和反流至咽部时有点想吐,并出现白腻苔。此时还应强调用轻药,可用白豆蔻、砂仁壳和厚朴花,同时去掉较重的药味像薏苡仁和制半夏。就像秦老在各个证型中的处方一样,允许通过加减来进行灵活的治疗。

其他小贴士

• 如果有中脘部堵塞 / 发紧或没有胃口,可以咀嚼砂仁或白豆蔻仁(去壳)每日 2~3 次。

• 可以在餐后吃 2 个金橘饼帮助脾运。

- 餐后患者可从巨阙穴开始向下沿任脉进行自我按摩。

（二）温燥湿浊法

湿浊盘踞，舌腻胸闷

苍白术各 4.5 克　　中川朴 4.5 克　　白蔻仁 2.4 克　炒枳壳 4.5 克
干菖蒲 2.4 克　　　青陈皮各 2.4 克　六神曲 9 克

评注

其他症状

- 中脘痞满。
- 腹胀、上腹部叩诊有压痛或水击声。
- 缺乏食欲。
- 消化迟钝。
- 腹泻便溏。
- 恶心，严重时呕吐（由浓烈气味引起）。
- 大量黏的唾液。
- 疲劳。
- 面浮、手脚浮肿。
- 阴道分泌物。
- 尿频而少、流出不畅。
- 尿浊、尿赤。
- 胃肠胀气。
- 舌胖有齿痕，苔白紧或灰腻或滑。舌苔不是特别厚或黄。
- 脉十分濡和软，不浮。右关脉比其他部位更沉。

讨论

病位：首先在中焦，特别是脾。

证型与病机：本法适用于寒湿浊邪盘踞中焦，损害了脾的运化。

病因：由于外湿（如潮湿的环境）侵袭，造成脾胃不和；也可由饮食不规律或吃了太多生冷食物、瓜果或过于油腻的食物所致。此证可因前面芳香化湿法主治之证未能很好地解决，胃湿转移到脾而成。

辨证和治疗原则：前面讲的证型主要影响胃，而本证主要影响脾。虽然胃湿与脾湿有相似的病因，关键要从它们的不同性质来分辨。胃湿经常出现在湿浊阻滞的早期，可见前面"芳香化湿法"的描述，它的治则是芳香化湿和宣通阻滞。而在本证中湿浊困脾，这更为严重、有更多的湿，因此单用芳化宣通的方法是不够的，必须用温燥湿浊，同时兼顾脾阳（见下文）。

中药分析

总结

- 所有的中药都能化湿。
- 所有的中药都是温性的，能治寒湿病邪。
- 除了白术之外其他中药都是辛味的。
- 除了苍术、白术和石菖蒲之外其他中药都能理气和引气下行。
- 除了白术、炒枳壳、青皮和神曲其他中药都是芳香的。

秦老温燥湿浊法选用中药的性味及功效分析见表 9-1。

表 9-1　温燥湿浊法选用中药性味及功效分析

中药	热(温)	辛	引气下行	芳香	理气
苍术	+	+		+	
白术	+				
厚朴	+	+	+	+	+
白豆蔻	+	+	+	+	+
枳壳		+	+		+
石菖蒲	+	+		+	
青皮	+	+	+		+
陈皮	+	+	+	+	+
神曲	+	+	+		+

个药特性

- 苍术苦、辛，能强烈地燥湿，特别适合在湿邪侵入脾时使用；与之相比，白术主要是健脾。它们一起使用能燥湿健脾。苍术升阳,而白术补脾气、助脾阳。它们能用于脾运受损的情况。

- 炒枳壳味辛,行气化湿、消除胸闷窒息感。它也能特别地增强脾运(调和脾胃之气),有助于化湿与行湿。
- 厚朴芳香燥湿、理气,消除胸脘满闷。它的燥湿力量不及苍术,但除满作用更好。
- 白豆蔻味辛、芳香,能行气化湿(使它不黏)、燥湿和温和中焦。它对于消化迟缓、疲劳和身体沉重感特别有效。捣碎后在煎药最后 3~5 分钟加入。
- 陈皮芳香理气,性燥而有助于化湿。青皮味辛、破气,疏理肝气,尤其适用于有两胁胀满等肝经症状时。如果缺乏这些症状或患者有明显虚证时勿用。陈皮对消化更好,而青皮对肝更好。然而,二者合用能协同改善它们的行气能力。
- 石菖蒲味辛、芳香,能醒脾,以及"运化"和"清除"任何困于脾内的湿浊,湿浊困脾会表现出食欲不振、口中黏腻、中脘痞闷等。
- 神曲是一个加强脾胃功能的良药,能消滞化积。注意要包煎。

秦老的处方是基于平胃散与枳术丸的加减。

平胃散

来源:《太平惠民和剂局方》(1078)

苍术 12~15 克　　厚朴 9~12 克　　陈皮 9~12 克　　炙甘草 3~6 克

(上药研末,生姜、大枣同煎,去渣,温服)

枳术丸

来源:《内外伤辨惑论》(1247)

枳实 12~18 克　　　白术 6~9 克

(用荷叶煨饭为丸)

秦老处方加减

慢性脾虚:茯苓 9 克

便溏(每天好几次):煨葛根 6 克

头重,思维不清晰,听力下降和视物模糊:藿香 4.5 克　佩兰 4.5 克

尿浊,排尿困难或小便淋沥:薏苡仁 9 克　泽泻 6 克

湿热:黄连 3~5 克　黄柏 3~5 克

问题

1. 考虑用什么重要的炮制方法来处理本方的这些中药?

苍术、白术、枳壳、陈皮、青皮和神曲能炒用,炒过之后能改善它们燥湿的能力以及通过增加脾运来除湿。另外,炒制这些中药会改变它们一定的特性,如使得它们更容易消化,这在消化功能已经受损时很重要。再举个例子,生苍术会引起头痛、喉咙痛。它主要作用于表。它既能造成汗出,又可用来消除风、寒和湿。炒制减轻了它宣和动的特性,使它的作用更集中在中焦。

2. 秦老为什么要将石菖蒲加入此处方中?

长期湿邪困脾,往往通过“盖住脾脏”使其“困倦”而降低其功能,心神也会因湿邪而变得模糊不清,而石菖蒲能醒脾和心神。应当注意的是,此处选用石菖蒲不是由于它的芳香开窍功能,而更重要的是石菖蒲能够“开”与分离“湿”。如果我们一味地燥湿,湿的外层变干燥了,但内部依然是“湿”的。

石菖蒲能引药向上、向外,增强了其他药的逐湿功能,特别是对头重、头脑模糊等症状有用。如果没有石菖蒲,该处方的作用仅局限在中焦。

另外,像藿香和佩兰因作用太轻,无法透入黏滞的湿邪中。

3. 能在此方中用藿香或佩兰吗?

一般来说藿香与佩兰只用于急性和亚急性的病证。然而,由于它们宣散的特性,如果影响到头部的症状(见上文处方加减)时可以使用。

4. 如果也需要“醒”大肠要用什么药?

湿常会累及大肠,会有影响脾的相似作用,表现为鼓胀、排气、大便困难和排便不尽。薤白是用于这种情况的一个重要中药。

5. 秦老在本处方中选用青皮,而在前一治法的处方中选用佛手,为什么?

原因在于这两种治疗方法的不同。本法用了比芳香化湿法更温、更燥的治疗策略,因为在本证中有更多湿邪盘踞在内,所以用更强、更有力的处理是必要的。

青皮性烈,能深入脏腑,根治盘踞的湿邪。佛手质轻,气味芳香,有透达的

特性。佛手最好用在像上一节芳香化湿法中提到的湿浊在上焦甚至身体表层的情况。

6. 在行气与行湿之间有什么不同？

祛湿的根本治疗原则之一是促进气的运行。然而，一些中药也有行湿的能力，这就是它们能使湿分离，减少它的黏性，这与燥湿是不同的。举例来说，青皮、香附与枳壳都能行气，协助祛湿，但并不是直接行湿。炒枳壳和白豆蔻就能行湿。

7. 枳术丸中用的是枳实，为什么秦老在本处方中用炒枳壳？

这个病证主要表现在上腹部，枳实最擅治下腹部胀，而炒枳壳的作用主要针对上腹部。

8. 在这一节的辨证和治疗原则中讲的"兼顾脾阳"是什么意思？

脾湿多由中阳虚损不能增强脾的运化功能所致。脾湿有寒的倾向，在这一治法标题中的"温"字不仅具有其字面上温的意思（祛寒），而且也有增强脾阳的意思。即使脾阳可能只是暂时被遏制，这种通过增强脾脏的化湿能力来顾护其根本的策略也是很重要的。因此，我们可以考虑进一步采用这种方法，使用桂枝，使其成为一个"辛温（苦）燥"的方法。

（三）下行利湿法

湿浊下焦，溲涩足肿

茯苓皮 12 克	车前子 9 克	大腹皮 9 克	建泽泻 9 克
杜赤豆 9 克	汉防己 4.5 克	冬瓜皮 9 克	

评注

其他症状

- 小便少，排尿困难，小便短赤，或点滴而出。
- 双下肢浮肿。
- 神疲乏力。
- 腰背酸痛、沉重。

- 下腹胀满。
- 腹泻或便秘与腹泻交替 [12]。
- 脉濡,尺脉弱。
- 舌体胖大,色淡,湿润,舌边有齿痕。

讨论

这是水湿困阻于下焦的病证,水肿是本证重要的症状。本法可应用于各种水肿相关病症(如绝经期水肿),尤其是心、肾没有实质性病理改变的水肿病。本法也同样适用于某些尿路感染甚至肾炎或肾小球肾炎等病症的治疗。

病因与病机:本证多由外湿内侵(如居住于潮湿的环境)导致脾胃失于运化,或由饮食不节如过食生冷瓜果、厚味等所致。患者通常存在潜在的脾肾阳虚,可因体质因素或由上述饮食不节引起。然而,其主要病机是下焦湿浊困阻不通而致水肿。

治疗原则:促进水湿祛除(淡渗利湿及通利小便) [13] 及健脾理气助祛水湿。

类证鉴别:此前的两种治法针对湿浊停于中焦,本法通过利尿使下焦之水湿决渎而出,这个法则正如《素问·阴阳应象大论》所谓"其下者,引而竭之"。三者之间的鉴别见表 9-2。

表 9-2 湿浊停于中焦与下焦治法比较

病位	治法
中焦(胃)	芳香化湿
中焦(脾)	温燥理气
下焦	利尿消肿

中药分析

总结

本方中的药可分为两组,详见表 9-3。

---

12 便秘与腹泻交替不是这个证型的典型症状,但可出现。如果出现的话,就说明脾虚失运,需要适当调整处方。

13 见芳香化湿法的问题部分。

表9-3　下行利湿法所用中药功效总结表

淡渗利湿、通利小便	车前子、泽泻、汉防己、冬瓜皮
健脾行气、助祛水湿	茯苓皮、赤小豆、大腹皮

注:亦可随症加用白术。

个药特性

• 茯苓皮:味甘,平,入络脉,淡渗利尿以除皮、肌中之湿邪。只有轻微的补益之效。

• 车前子:甘、凉,微苦,用于慢性水肿最佳。

• 大腹皮:味苦、辛,温,行气以利水湿下行(利尿以促进湿邪随小便而出),还可畅脘腹气机,对排便亦有帮助。无补益之效。

• 泽泻:味甘、淡,寒,可除湿邪,常用于利尿(行水)。

• 赤小豆:味甘,微寒,利尿,主要在血分利湿,也能在气分行水。虽然它药性温和,但仍能化瘀凉血。

• 汉防己:味苦,寒,利尿以除湿邪,可清下焦湿热,尤其在身体出现肿胀时。如无此药时可换瞿麦6克[14]。

• 冬瓜皮:味甘,寒,药性柔和。利小便,除湿热,善消皮、肌之水肿。

秦老的处方是基于五皮饮和程国彭对于水湿困于下焦的加减。

五皮散

来源:《中藏经》

茯苓皮 15 克　　大腹皮 15 克　　生姜皮 6 克　　陈皮 9 克
桑白皮 15 克

程国彭的加减

赤小豆　　　　赤茯苓　　　　泽泻　　　　车前子
萆薢　　　　汉防己
(具体剂量未明)

14　瞿麦尤其适用于小便有涩痛时。

秦老处方加减

从阴虚来的发热或内热：猪苓 4.5 克

排尿不畅：滑石 9 克

尿浊：绵萆薢 4.5 克

尿涩灼痛，偶有血尿：小蓟 6 克

尿涩灼痛伴有排尿不畅：萹蓄 6 克

尿涩灼痛伴有内热（如咽痛、发热、舌尖红、苔薄黄）：车前草 6 克（与车前子组成作用更强的药对时，它要减量至 6 克）

下腹胀满：炒牵牛子 6 克

时畏寒、面色苍白：桂枝 3 克   生姜皮 6 克   （这一组药对助肾阳以利于除水湿）

肾脏或尿道结石：金钱草 9 克   海金沙 6 克   生鸡内金 4~6 克

问题

1. 为什么方中选用赤小豆？

秦老发现许多肾炎患者有水肿并伴有血尿。赤小豆可通过利水消肿、活血化瘀凉血来解决这一问题。同时赤小豆可宽肠而又不致腹泻。

2. 方中多为凉性药物，是否该病证中有热的成分呢？

瘀滞往往可以化热。然而，本方微寒，仅可除轻微的热积。如果热邪偏盛，则应随症加减。如果患者以阳虚为主，可见寒象，也可加用温热之品。

3. 本证为里虚证，是否适合加用部分补益药物？

虽然本证是因脾肾阳虚而起，但仍需要利尿、除水湿以消肿。如果里虚不重，则当下不宜过用补益之剂。然而，如果里虚明显，可加用制附子、淡干姜等温补脾肾之品。举例来说，如果患者周身浮肿，伴有肢冷，畏寒，脉沉细、尺脉尤甚，舌淡白，则应加用温补之品。对于所有治疗来说，必须权衡、审视患者的寒热虚实之盛衰，如果脾肾阳虚很重，那么显然现在的治法有失妥当，可参照本书关于虚证、寒证治疗的章节，或结合这三章内容综合用药。

4. 本证的治法可用多久？

本法没有明确的使用时间限制。总的来说，本法所用处方并不是峻猛之

剂,如若辨证得当,亦可按需服用多年。但本证通常是急性病症,无需长期应用此方,一旦水肿消退,可着手于根本的里虚证治疗。

5. 本方与五皮散有何不同之处?

尽管本方是以五皮散化裁而来,但两方的侧重点却有所不同。五皮散主治脾失健运,气滞不行,水湿困阻不化引起的水肿。而秦老的方中加有少许药味引导其作用到下焦。

(四) 逐湿利水法

水湿蓄积,肿胀癃闭

黑白丑 2.4 克	花槟榔 4.5 克	甜葶苈 4.5 克	商陆根 2.4 克
制甘遂 1.5 克	汉防己 4.5 克	将军干[15] 4 个	

评注

其他症状

- 四肢皆肿,肚腹膨隆。
- 通常身体的其他部位也有肿胀(如头部、手脚与臀部)。
- 尿少,尿有时褐色,尿量少于每天 200ml,或甚至 24 小时无尿。
- 平卧时呼吸困难。
- 腹胀,矢气,便秘,还可能有大便闭的情况。
- 脉软、大、芤、浮,或革、数。
- 舌黯紫红色,舌胖,湿,有白或灰苔。

讨论

这是实证的表现,必须按照以下方法治疗,那就是攻逐。虽然在这个证型的深层还有潜在的虚证,但是治疗上暂时不必关注这方面。

15　指蟋蟀。此处可用蟋蟀、蝼蛄。蟋蟀大家都知道,而蝼蛄是地下生活的一种有害昆虫,它能"利大小便,消水肿,通石淋,治疗瘰疬"。

这多见于腹水或胸腔积液,这种水液不在脏腑内而在组织间,很难除去。需要采用比前面的疗法更为猛峻的治疗。

该处方通过尿与肠道(前后二阴)将水邪排出。在喝了此药后,通常腹中肠声辘辘,随即水泻。

注意:这是一个很强的处方,由于它有强的伤害作用,故只能用来治疗1~2 天。

中药分析

• 牵牛子和葶苈子能强力利尿。牵牛子苦,寒,能破气滞,促进水行,通肠排水湿。生者比炒制过者作用更强,患者服用 9~12 克牵牛子后会出现肠声辘辘,随后水泻。葶苈子苦,寒,强力下行,能促使水、湿、痰下行和排出,它也有一定的泻下作用。大多数药店用炮制过的药材(通常炒制),这样也缓和了药力。

• 甘遂和商陆峻下逐水药,因为二药均有毒性,用时要小心。如果没有商陆,可用京大戟 2.4 克代替。

• 汉防己苦寒,促进利尿,使它能清除下焦湿热积聚,特别是在有肿胀时。如果没有这味药,可用瞿麦 6 克[16]或泽泻 6 克来代替。

• 蟋蟀/蝼蛄能搜剔络道,可通行深部络道的水湿。如果没有这两味药,可用地龙 4.5 克和冬瓜皮 9 克代替。

• 槟榔协助其他中药行气,利尿和消肿。它能通肠,导水、湿、痰排出,也使腹中之气下行并排出。

秦老的处方是基于舟车丸和疏凿饮子的加减。

舟车丸

来源:《太平圣惠方》

甘遂 30 克	醋芫花 30 克	醋大戟 30 克	牵牛子 120 克
大黄 60 克	青皮 15 克	陈皮 15 克	槟榔 15 克
木香 15 克	轻粉 3 克		

16　瞿麦特别适用于排尿时有轻微疼痛的情况。

疏凿饮子

来源:《济生方》(1253)

泽泻	商陆	炒赤小豆	羌活(去芦)
大腹皮	椒目	木通	秦艽(去芦)
茯苓皮	槟榔		

(上药各等分)

秦老处方加减

这个处方在加上一些行气药后会更有效,特别当在 8 小时内无尿时,可考虑加:木香 4.5 克　桂枝 4.5 克

尿少(要增加尿量):牵牛子 6 克　益母草 6 克　泽泻 6 克

腹胀:枳实 6 克　大腹皮 6 克　乌药 6 克

▶ 所有这些药引气下行帮助体内水分排出。

我们还可用《伤寒论》中的十枣汤。将大戟、芫花、甘遂与大枣十枚煮一小时,再在一日之内食枣,如早上食三颗、下午四颗、晚上四颗而弃汤,因为药汤会造成严重恶心、呕吐和腹泻。用大枣使得药性温和,因它能帮助健脾。

外治

用 3~4 颗小至中等的蒜瓣与麝香 0.1 克或丁香 0.5 克混合捣成糊状,将此糊状物敷在神阙穴 2 小时,能促进排尿。这个方法可以单独使用或与以上的中药共用。如果患者的皮肤敏感可隔一层纸巾缓冲。

问题

1. 有没有一种方法可允许使用此方时间长于两天?

有一种办法可以使运用此方的时间延长到二周,那就是交替使用此方与补益方剂。举例来说,先用此方 1 天,再用补脾方 1~3 天(如六君子汤),当然要根据病情的严重程度来调节。

2. 这个处方是否能与西医学穿刺抽液的方法结合起来用?

这些患者很可能在接受住院治疗,他们常常要抽取积液。这样在治疗时,可在抽液的第二天用中药,因为积液常会反弹。如果抽液太多太快,患者会变

得虚弱,会出现低血压,甚至昏迷。这些患者必须提供优质又简单、轻淡又富有营养的食物。例如,大米粥是有益的,高蛋白食物像蒸鸡蛋是基本的,因为抽出去的液体有大量蛋白质和许多营养素。

(五) 发汗祛湿法

湿淫肌肤,风水溢饮

紫浮萍 2.4 克	炙麻黄 2.4 克	羌独活各 2.4 克	苍术皮 2.4 克
青防风 4.5 克	建泽泻 9 克	生姜皮 2.4 克	

评注

其他症状

- 发热(可是高热)和寒战。
- 恶风和恶隙风。
- 无汗。
- 全身浮肿。
- 少尿。
- 便秘。

或可有

- 头痛,但觉重胀而痛不剧烈
- 咳嗽,但咳声不扬
- 全身沉重
- 疲倦
- 关节肌肉肿痛(如颈和后背)
- 西医检查尿中可能有白细胞或红细胞和 / 或蛋白尿
- 脉浮
- 舌苔薄、白、腻

注意:这个证型许多时候与西医学的急性肾炎诊断相关,且通常是严重的。

讨论

证型：本证关键的特点是外感伴随出现在皮肤、肌层有害的水湿积聚（水肿）。风水是这个病证的经典名称。这张处方能治疗风水、溢饮和一些皮水病（见后文问题3）。

病因与病机：风水中的风是指风寒。寒邪与卫气相搏，束于肺，它抑制了正常的肺气循环，造成了多见于身体上部的肿胀。这一治法通常没有强调理虚，然而可能存在潜在的虚证。

这个病证常常发生在游泳或淋雨之后，从而导致表证。虽然在此病证中经常有外感的成分，但是基本上有三种可能性：

1. 外感风寒病邪。

2. 外感湿邪，侵犯太阳。

3. 慢性水肿，又感风寒。

治疗原则：首要的是，要遵循《金匮要略》的指导，"开鬼门，洁净府"。处方中80%的药旨在"开鬼门"，即通过开放毛孔来促进排汗以宣散外邪、透泄水湿。这是必要的，因为本证外邪停留在肌表。"洁净府"是指通过利小便来祛除体内水湿之邪。

另外，还应当遵循"提壶揭盖"的原理，即宣肺以利下窍和促进排尿。而单独用利湿法是不恰当的。适当的治疗能防止慢性肾炎的进一步发展。

给患者的建议：

1. 要注意保暖特别是腰部，要主动预防任何造成感冒的潜在可能，因为它容易引起原来疾病复发。

这些患者需要少盐、少糖的饮食，要吃高质量、容易吸收的蛋白质。消化系统通常已经受损（脾气虚），可考虑以下两种方法：

• **豆腐皮饮食**：煮开豆浆，放凉，取出表面一层薄的豆腐皮，越新鲜越好，它有多种蛋白质，而且非常容易消化。

• **蛋肉布丁**：把鱼或肉切成细末与一只鸡蛋加适量水混匀，一起蒸20分钟，调味（如用少量酱油），这也十分容易消化。

2. 治疗以后，在3~6个月之内患者不应进行剧烈运动。

中药分析

注意：这个处方不能长时期服用。

- 制麻黄（水制麻黄）、浮萍和生姜皮辛、温，发汗祛湿，利尿消肿。
- 浮萍擅于通过发汗而祛除体表湿邪，它也能通畅水道以利尿消肿。
- 防风、羌活和独活均能祛风胜湿。
- 生姜皮属于皮类，能以皮行皮，祛除皮肤中的水湿。
- 苍术辛、温，祛风、寒和湿。

秦老的处方是基于羌活胜湿汤和神术汤的加减。

羌活胜湿汤

来源：《内外伤辨惑论》(1247)

| 羌活 3 克 | 独活 3 克 | 藁本 1.5 克 | 防风 1.5 克 |
| 川芎 1.5 克 | 蔓荆子 0.9 克 | 炙甘草 1.5 克 | |

神术汤

来源：《阴证略例》(1236)

| 苍术 6 克 | 防风 6 克 | 炒甘草 3 克 |

秦老处方加减

严重头痛：藁本 4~6 克　蔓荆子 4~6 克

十分明显的浮肿：冬瓜皮 6~9 克　车前子 6~9 克

水湿在内：车前子 4~6 克　汉防己 4~6 克

问题

1. 如果该治法仅用于外感（一种实证），那么它如何适用于慢性水肿又有风寒侵袭的病证？

慢性水肿病证通常有潜在的虚证，因此它并不是一个真正意义上的实证。该治法并不适用于虚证。它主要适用于外感实证，因此方中所用中药基本上都是宣和散的。然而,有时因虚造成的长期问题,需要一个短期处方来逐出新入的病邪。当然如果患者有明显的虚证,这个治法就太强了。因此,该治法不可长期用于慢性水肿患者。

2. 如果这仅是一个外感病证,为什么秦老要加入泽泻?

在这个病证中常常看到尿少。这是因为肺与膀胱的关系,或是由于已经存在的内湿。因此,选用泽泻来利水渗湿,使得体内水湿由尿排出。如果有外感和水肿而没有排尿不畅,可不考虑用泽泻。即使去掉了泽泻,方中还有许多药味能开膀胱,使湿从尿中排出。

3. 我认为皮水和溢饮是身体内部问题,这个处方是如何治疗它们的?

这两个病证都可能由内虚引起。例如,皮水的根本原因可为脾虚或肾阳虚,因此这个治法并不适合这些类型。然而,皮水也可由上面讨论的病因引起。这个方子所适用病证中必须有外感的成分。如果风寒束肺造成水肿,这个方法可以应用且不管此前是否存在其他病症(如虚证);如果虚证是严重的,短期应用或者用另一个不同的策略也是恰当的。如有气虚可加黄芪。不能单加黄芪因为它利尿的作用较轻,可用茯苓皮、冬瓜皮来协助,它们都是轻药不会伤气,此处也应用了"以皮治皮"的原则。

4. 既然这从根本上来说是一个外感风寒的实证,为什么要用炙麻黄来代替生麻黄?

如果只是简单的风寒病邪入侵(实证),当然生麻黄更适合。然而,在此情况下合并有湿邪,出现了水肿。如果发散表邪太快,湿邪将反而停留于内。恰当的方法需要发表温和一点、慢一点,因此秦老选用了炙麻黄,因为它的发汗能力经炮制后缓和了。

(六)清化湿热法

湿热互滞,湿温溲赤

| 光杏仁 9 克 | 仙半夏 4.5 克 | 白蔻仁 2.4 克 | 飞滑石 9 克 |
| 生苡仁 9 克 | 鲜竹叶 4.5 克 | 赤猪苓各 9 克 | |

评注

其他症状

湿热交结出现种种特有症状；然而，主要有三个方面的特点：

1. 湿热之证，其来有渐。

2. 症情迁延，且其性黏腻。潮湿之气、饮食不节均可助邪生湿，加重病情。

3. 其脉见濡，其舌见湿。

辅助诊断的线索

• 手脚不温，然而中腹部是温暖的。

• 触诊前臂的掌侧面感到凉且黏，再继续按压数分钟就变成温而黏（这表示一种不在表面的热，是热郁于内），这个部位也可能是潮湿的。

可伴有或不伴有的症状

• 热势不扬、午后发热或夏日低热，在晚上和早晨不发热。

• 肤色晦暗、面垢，似乎未洗过脸。

• 汗出不解，身困汗黏。

• 皮肤潮湿、微微发黏。

• 困倦至极。

• 身重（不严重）或身痛。

• 四肢困重（自感发紧或不愿移动）。

• 背麻。

• 常感觉像感冒一样。

头部症状

• 目眵，视物模糊。

• 耳鸣。

• 嗅觉丧失，鼻塞。

• 经常清嗓子。

• 口中黏或干，口甘或口微苦，黏唾，涎多。口渴不欲饮或饮水后口更干。

• 头晕或目眩。

若湿热侵犯脾胃,可见以下症状

- 消化不良。

- 胸闷脘痞,食后更甚。

- 腹胀满矢气。

- 恶心。

- 纳呆。

- 大便次数多、溏薄、有恶臭、黏腻、排不尽或有黏液。

其他下焦症状

- 痔疮。

- 小溲短而不尽,时有灼热感。

- 外阴瘙痒、白带黄稠。

- 尿浊。

注:除午后发热外,许多症状将会在下午加重。

- 脉濡、滑、数(特别是在发热时),它也可表现为浮和软。

- 舌体胖大、苍白、黯,边有齿痕,舌苔垢浊、滑腻或黄腻。

讨论

本证通常表现多样,虽不重但其症情繁杂。湿与热为病因,导致湿热之证。治法常非单治湿热。上方轻清透化,即治湿热并重。

注:如果患者没有尿赤——秦老在上文所列举的主症,这并不妨碍使用此方剂。我们在上面所列举的是一大类近似三仁汤证的表现。而在本书其他章节中主症常是决定证型的基本要点。因为湿邪变化多端,临床主症常多变,但无论当下有无,主症还是解读此证型最重要的征象。

虽然此方剂对于泌尿系统疾病(如感染和前列腺炎)有很好的疗效,但如果没有排尿相关症状时,最好去掉赤茯苓和猪苓或减少它们的剂量。然而,为人们所熟知的是,利湿药为三仁汤的组成部分,也可改用作用较轻的通草。

病程:这通常是一种进展缓慢且难以治愈的慢性病证。然而,本法也可用于一些急性病证。

病位:湿热主要位于脏腑和四肢气分的表层和深层络脉。它也可以理解为位于全身(例如三焦、经络以及肌肉的间隙),或客于少阳。

病因:环境、饮食、素体脾虚。所有这些因素可同时发生。

病机:湿为阴邪,热为阳邪,湿热交结,阻遏气机,约束正常的阳气。

治则:除了清热化湿,还应注意:

1. 注重宣通气机,气化则湿亦化。

2. 轻清透化湿热。

要根据病证偏湿重还是偏热重,治法或侧重于清,或侧重于化。不可用过多燥性的药物以免助热。

初起每日 1 剂,后转为每 2 日 1 剂。治疗应持续至少 2~4 周,在此期间症状应逐步改善。

中药分析

君药

上焦:杏仁宣开肺气以化湿;苦杏仁则更佳。

中焦:白蔻仁性温,醒脾以化湿。碾碎后在煎药最后的 3~5 分钟加入。

下焦:苡仁,性凉,利水以利湿。它不仅能入脏腑,还能引药入经络及络脉。

合用以上三药,三焦循环,助以除湿。

佐药

• 淡竹叶轻,清透湿热,入脉络,引君药入经络。

• 制半夏味苦,苦能降。又辛温,能宣,能开,能逐。能轻度燥湿,它作用于脏腑(相对于经络)。

• 滑石味甘、淡、寒,可除湿,清热。它性滑,因此特别适合用于小便不利且有热的情况(如热淋、膏淋)。

• 赤茯苓通过利尿来清血分与络脉的湿热。因为此时不需要补益,所以不用茯苓或茯苓皮。

• 猪苓通过利尿来清湿热,是一个强效的利尿剂。

• 这是一张非常灵活的方子,可根据三焦中哪一焦受邪,以及湿与热比例来调整处方,每可通过简单地改变剂量或加减药物达到精准治疗的目的(见后文)。通常三焦及深层的经络都受到影响。

秦老的处方是基于三仁汤与猪苓散的加减。它十分轻清和缓,方中不含发汗、直接清热或过度燥湿的中药。

三仁汤

来源:《温病条辨》(1798)

杏仁 15 克	白豆蔻 6 克	厚朴 6 克	制半夏 9 克
薏苡仁 18 克	通草 6 克	淡竹叶 6 克	滑石 18 克

猪苓散

来源:《金匮要略》(3 世纪初)

猪苓	茯苓	白术

(各等分)

秦老处方加减

恶心:姜竹茹 4.5 克

脘腹胀气:厚朴 4.5 克 大腹皮 6 克

上焦受累 / 外感(发热寒战、恶风):大豆卷 9 克 淡豆豉 9 克

▶ 不要用荆芥,因为太过发散。

▶ 可考虑用佩兰、藿香(见问题 3)。

小便困难:通草 3 克

压抑、沮丧和迷糊:石菖蒲 4.5 克 郁金 4.5 克

常感有热伴口苦口黏:胆南星 4.5 克

问题

1. 本法的处方与三仁汤的区别在哪里? 为什么秦老去除了方中的厚朴和通草?

三仁汤是治疗湿热证之湿重于热的方剂。而本型属湿热并重。不用厚朴是因为其性过于温,未用通草是因为它太轻。当然两药也可在需要时用上(见上文处方加减中)。然而,就像其他任何加减一样,我们应该知道它是如何改

变整个方剂的。例如,知道秦老去掉厚朴是因为它性温。而在出现脘腹胀气时方中可以再加入厚朴下气除满。此时为了保持方剂的寒热平和,可添加另一味寒凉药物来对抗厚朴的温性。

2. 三仁汤有众多的适应证,为何此处将尿赤列为主要症状?

秦老用尿赤这个主症来引起人们对热和下焦这两点的关注。虽然该处方是基于三仁汤,秦老的化裁(加入了赤茯苓和猪苓)将其重点放在了下焦。因此,本证之中更有可能出现泌尿系统症状,它也比三仁汤证更热。但无论如何,这个处方可以用来治疗各种各样的症状。

3. 合并外感时上述处方加减的理由是什么?

当湿与外感病邪兼见时,必须小心不要解表过度,否则容易造成湿邪留恋。因此,像荆芥之类解表作用强的药是禁忌使用的。与此相反,大豆卷是非常温和轻柔的,只有一种微微发汗的功效。淡豆豉也是同样温和的并具有补虚的作用,可用于有潜在的脾气虚时。两味药可同时使用。

佩兰和藿香也常可加入。它们入脾胃,也能够向上、向外排出湿邪,特别是上焦湿邪。然而,湿邪久留常伤脾络,所以大豆卷还是首选,因为它也能入深部络脉。相比之下,佩兰 / 藿香仅入浅部络脉。

4. 哪些看似合适的方法,对于此证型是禁忌的?

• 辛温解表的药物过度使用会引起上升和逆乱的气机,严重时可能会有损意识。

• 如果因为兼有外感表证而用银翘散或桑菊饮,由于它们辛与寒的特性会使湿邪更黏,不但发热不减、外感症状增加,而且恶心、呕吐会变得更严重,头重且更痛,消化功能更差。

• 藿香正气散可通过轻微发汗来暂时退热。然而,第二天又会再次发热(有时体温会更高)。说明这个方剂在解表上做得太过了而不适合于这种证型。

• 强的降气药(或泻下药)会导致脾气下陷从而引起腹泻。

• 如果误以为症状因阴虚引起而使用寒凉滋阴的方剂,病邪会变得更加黏凝和缠绕,造成它更难以祛除。

• 如果仅仅使用凉性药物,湿气是不会化解的。

• 热性药如桂枝或麻黄,会引起火毒,甚至导致意识丧失。

5. 如果这是一个基于热的证型,为什么还会有包括手脚不温和喜热饮呢?

手脚不温是由于湿邪阻塞气机,阻止阳气外达所致。通常,患者会有一种主观的内热感觉,或者是触诊时客观地感觉热。这与四逆散证不同。湿热证的患者常喜热饮,因为温热会分散湿气,起到一定的缓解作用,而冷饮会导致湿邪进一步凝结。

6. 为什么秦老使用生薏苡仁而不用炒薏苡仁?

在以前的方法中,如果有湿邪则用炒薏苡仁,因为它能更好地燥湿健脾。然而,在目前这种情况下,人们想要利湿,并促进经络之气的运行,而不是补益,故用生薏苡仁。生薏苡仁比炒薏苡仁性更凉,它更适合于兼有湿和热的病证。

第十章

燥的治疗律

【性质】
阴分枯耗之象。

津液、血和阴精等均属阴分。无论是表证还是里证都可以涉及阴分,包括脾阴不足、胃津亏虚,或由于汗出过多导致津液丢失。

【病机】
肺受火灼,津竭于上,不能灌溉全身,营养百骸,色干而无润泽。

内部和外部的影响均可导致肺热或肺火,然后它们进一步损伤肺阴、肺津和肺气,肺脏便失去了它的输布能力从而造成全身的干燥症状(例如,脏腑、毛发和皮肤干燥)。

大病克伐太过,补阳燥剂,醇酒炙肉,辛热之物,偏助邪火,损害真阴,日渐煎熬,阴液衰耗。

遭受严重的疾病时,身体要付出很大的代价,不恰当地应用补阳的燥性之药,或过度饮酒、吃肉或过食辛辣食物,导致火邪内生,伤害真阴,日渐煎熬,阴血与津液耗损。

此处"严重的疾病"通常是指温病或阳明热病,常有实热/实火,可能会出现出血或高热等。此外,除了上面提到的食物、生活习性外,像抽烟或吸食大麻也能生热助火,损害阴液。

【病位】

外——皮肤皲揭。

上——咽鼻干燥。

口腔也会受到影响（缺乏唾液）。

中——水液衰少而烦渴。

也会有饥饿和尿多。

下——肠胃津液枯涸而便难。

还可能会有腹部气胀和膨隆。任何形式的便秘都可能会伴有局部胀满，而实证的表现常以局部胀满、大便干硬伴疼痛为标志。由于这是一种虚性的停滞，因此疼痛、硬和严重干结的大便不会出现。同时也不会有肛门灼痛或恶臭气味的大便。

肺——干咳痰结。

心脏——悲愁欲哭。

可见于围绝经期综合征或妇人脏躁。

手足——痿弱无力。

可有四肢沉重或肌肉萎缩，可见于严重的疾病如多发性硬化。

脉——细涩而微。

如果血管内有"燥"，可从脉象中感觉到。它可以表现出来，就像其他燥证的典型症状一样，如皮肤和头发干燥、口渴。然而，也可能表现为麻木（如腕管）或血管本身的疼痛。

【治法】

甘寒濡之。以清润甘寒为主。

养肺胃之液,首选甘寒;滋肝肾之精,宜用咸寒药。至于辛热、苦寒、淡渗、芳香诸类药及泻实之剂,均不入选治燥。

在这个章节中不但要关注阴虚,也要关注津液不足,后者是在现代临床中常见的情况。例如,如果患者出现背痛和关节软弱且伴有细、弱、硬脉,也可认为是燥证,而不仅仅是风寒湿痹。不宁腿综合征也是一种常见的主诉,它也有燥的成分。燥也可与其他病邪一起发生,这就要确定它在病机中所占的比例。

例如,热常常与燥或阴虚同时发生。在这种情况下,应当避免用作用强的清热中药,如黄连、黄芩和黄柏。它们药性太燥,将会进一步伤阴。当然也有例外,尤其是当热十分严重时,也可以使用这些清热中药。总而言之,治疗应着重甘、寒、润的药味。另外,临床上湿或痰伴燥的情况也并不少见。这是一种复杂的证型,需将本章的治法与书中其他章节的治法结合起来运用。

（一）润上清燥法

心肺受燥,干咳烦渴

北沙参 4.5 克	甜杏泥 9 克	大麦冬 6 克	川贝母 6 克
乌梅肉 3 枚	天花粉 9 克	生梨皮 9 克	

评注

其他症状

- 除了干咳外,还可能会有燥痰难于咳出。
- 失音,声音低,或嘶哑。
- 口唇干裂。
- 口苦。
- 心悸。
- 失眠。

- 躁动不安。
- 气短。
- 整体热的感觉。
- 还可表现出一些中、下焦的症状,如尿少、大便秘结、经常有饥饿感但又吃得不多。
- 脉细、微涩、微数、干。寸脉更涩、细、干。
- 舌干红有裂纹(有时在舌尖),苔少。

讨论

病因:这种表现可能由干燥的环境或气候影响引起(在秋天尤其常见),或可由于过度食用辛辣与油炸食物等导致燥邪内生引起。

治疗原则:润上焦,养肺阴,清燥,止咳。

中药分析

- 沙参、麦门冬和天花粉都生津养液,并清上焦津虚之热。
- 甜杏仁润肺和大肠,止咳,适用于虚咳。如果没有这味药,可用巴旦杏仁9克来代替[1],它比甜杏仁更滋润。
- 川贝母甘、凉,有很强的润燥、养肺阴和止咳作用。它也有轻微的清肺热作用。用川贝粉3克冲入药汁服用能代替上面处方中6克入水煎。
- 乌梅擅于生津,适合于上、中和下焦的燥证。
- 生梨皮甘寒,能清热润燥生津。将亚洲梨的梨皮洗净与其他中药一起煎,梨肉也可食用。

秦老的处方是基于桑杏汤与沙参麦门冬汤的加减。

桑杏汤

来源:《温病条辨》(1798)

桑叶3克	栀子3克	淡豆豉3克	杏仁4.5克
浙贝母3克	沙参6克	梨皮3克	

1　巴旦杏仁性甘平,能润肺,止咳,化痰和引气下行。

沙参麦门冬汤

来源:《温病条辨》(1798)

| 沙参 9 克 | 麦门冬 9 克 | 玉竹 6 克 | 桑叶 4.5 克 |
| 天花粉 4.5 克 | 扁豆 4.5 克 | 甘草 3 克 | |

秦老处方加减

通常可选用淡竹叶和白茅根,它们味甘性寒,也能清热生津。然而,即使体内还有热,注意也不要用苦寒药,因为它们会使体内燥邪加重,耗损津液。

尿灼热,尿赤,或尿少: 白茅根 6 克　芦根 6 克　淡竹叶 4.5 克

咽干和声音嘶哑: 诃子 4.5 克(慢性)　凤凰衣 [2] 1.5 克

痰黏在咽喉里的感觉(事实上可有或没有真正的痰),喉咙刺痒: 天花粉 4.5 克　百合 6 克

容易失声或声音嘶哑: 胖大海 3 枚　甘草 3 克

更年期有口干、口渴、失眠和舌干: 小麦 9 克　女贞子 6 克

食疗

1. 五汁饮

用藕汁、荸荠汁 [3]、芦根汁、梨汁和麦门冬汁各 50 克至 200 克,再加一半水。五汁饮来源于《温病条辨》,最初用于高热后津伤伴有严重燥证者。

如果缺少某些成分,可以用其他果蔬汁来代替,如西瓜汁、西红柿汁、萝卜汁、黄瓜汁和芹菜汁。取大约 8 种成分组成一种混合的汁,但不要用桔子汁、菠萝汁或芒果汁,因为它们性过于温热。若需要可加一些柚子汁,因为它是凉性的。要注意苹果汁、胡萝卜汁是平性的;樱桃汁、葡萄汁、覆盆子汁和草莓汁性微温。也可考虑加草药如鲜薄荷或 2 枚乌梅(干品或切开泡水)。

2. 川贝梨(见第五章"食疗部分")

2　详见第一章脚注 7。

3　患者可自己制作荸荠汁,把荸荠顶部切掉,清洗,切成小块,再磨成汁。不必去皮。

问题

1. 如果上焦有燥证，为什么也会有不少属于下焦燥证的症状出现？

燥证会特异性地出现在三焦中之一，但是不意味其他"焦"不受影响。燥证经常是全身性的，因此在上焦主要受影响时，下焦有燥证并不罕见。可以这样来解释，如肺燥可转移到大肠引起肠燥。当临床看到明显的"燥"的症状影响身体不同部位时，可增加中药来针对不同部位进行治疗。如果大肠有燥证时，可以加入瓜蒌仁或火麻仁。

2. 肺津不足与肺阴不足的区别是什么？

这两个证型很相似，不易分辨，尽管他们需要用稍微不同的治疗策略，且转归也不一样。简单地说，肺津不足比肺阴不足更轻，更表浅。前者表现为口干、口渴和干咳。它常作为急性表现的一部分出现，例如在高烧、大汗、强度运动以后或在高温环境工作时出现。它还容易复原。

而更严重的肺阴不足不同于肺津不足。它会有更多的全身症状如日晡发热、夜间盗汗、骨蒸和五心烦热，还通常会有水谷不化。它通常不会突然发病，而是由慢性疾病或长期功能失调引起。如果阴虚变得很严重，单独用养阴药是不够的。(参见问题 6 关于干燥综合征的讨论)。

口干是常见的鉴别症状。肺阴不足时口干在夜间更甚，但又不能喝太多水[4]。相比之下，肺津不足时整天都有口干，能喝很多水也不解渴。应该记住：许多"燥"的症状可继发于其他证型。例如，湿证也会出现"燥"的症状，如口渴。因此，在开始养阴治疗之前务必全面考虑病情。

三种造成口干的常见原因包括：

津液不足：能饮大量的水，还可能有舌干有裂纹。

阴虚：不能喝太多水，夜间加重。

内湿("假性燥证")：口会感到干，然而舌体湿和/或黏[5]。

3. 上面好像提到有热的征象，产生这种"热"的病机是什么？

秦老提出心烦和口渴为主要症状。另外，患者还会有躁动不安、失眠、喉

---

[4] 这是因为在阴虚时身体不能吸收大量液体，故而无法喝太多水。

[5] 许多时候该证型与内湿兼有外燥证相对应。例如，可能会出现皮肤干燥、手脚开裂和出血，这是由于湿在经络，阻止了气和津液的运行。

咙痛,以及眼干、口干。这些症状都与热邪有关;然而,这不是实热或者是一种必须使用强力的中药如黄连或黄芩来将其祛除的热邪。由丁这种热邪是由燥邪引起的,这些药会使问题恶化。举例来说,由于燥邪减少了津液,此时体内的津液不足不能使身体凉下来,又进一步导致相对热的表现。因此,一般来说,秦老处方中的药是凉(清热)、润的。除了凉燥证外,燥通常导致一些相对热的症状。

4. 为什么秦老推荐使用诃子而不是其他典型药物如五味子或木蝴蝶来治疗咽干和声音嘶哑?

诃子最适合用于慢性咳嗽,它能收敛津液因此可帮助缓解咽干和声音嘶哑。而木蝴蝶对于此证来说作用太趋表浅,但是在急性期也可用。五味子可与麦门冬协同应用,如果存在心阴虚(如心悸)时,则可以使用。

5. 在此方中能否用苦杏仁来代替甜杏仁?

苦杏仁微苦、微甘、性温,能宣散肺气,使肺气下行。它有小毒,不太适合这种情况。甜杏仁无宣散作用,因此在此证中使用更好。

6. 这个方法能治疗自身免疫性疾病干燥综合征吗?

干燥综合征是一种以干燥为特点的疾病,如有口干和眼睛干燥。干燥会十分严重,如吃一块面包要两杯水送下去。然而,这样严重的干燥也有真燥或假燥的区别,必须认真分辨。湿热是假燥的一种可能,它也可表现为严重干燥。然而,它会有可鉴别的征象如口苦、舌和牙龈灼痛、舌苔干黄、尿赤、便秘、脉濡数。

真燥的证型属于真正的津液及阴分不足。虽然,它可表现出适于这个治法的相似的症状,但我们在燥证变得至极时还要小心。虽然它看来很严重,但不能用过于强而有力的治疗,如采用生地黄、龟板和何首乌等黏腻、质重而滞的滋阴药。这些中药能损害已经陷入困境的气机,阻止津液输布至全身。即使秦老的润上清燥处方对那些严重的燥证也可能太过了。

因此,在这种情况下,只能轻微地滋补体内阴液,用轻开气机的药结合滋阴药来治疗。例如,可考虑以下处方:淡竹叶4.5克,扁豆衣3克,通草1克,佩兰叶4.5克,泽兰3克,荷叶4.5克,桑叶6克,太子参6克,墨旱莲4.5克,沙参6克,石斛6克,芦根9克,天花粉6克,玄参4.5克,每日1剂。在2升水中煎10~15分钟,1天内频频饮服。这个证型通常只会有略红而嫩的舌(像婴儿一样),但有裂纹,患者常觉得口淡无味。脉细、软、弱。

(二) 润中清燥法

脾胃受燥,消渴易饥

| 鲜地黄9克 | 肥知母9克 | 鲜石斛9克 | 天花粉9克 |
| 肥玉竹9克 | 活芦根9克 | 甘蔗汁1杯 | |

评注

其他症状

- 口干、口渴。
- 发热。
- 烦躁不安。
- 视物模糊。
- 头昏或眩晕。
- 打嗝、嗳气、反流。
- 尿频。
- 便秘。
- 脉细、涩,右关脉较沉。脉也可是动和数。
- 舌干红有裂纹,干黄苔或地图舌、无苔。

中药分析

- 生地黄甘、苦和寒,滋养阴津和清胃热以润燥。
- 知母和芦根甘、润,凉性至寒性,能生津液。
- 知母味苦,入胃和肾。能养阴,引火下行,润燥和滑肠。通常在热更重时使用。
- 芦根是轻药,它不黏腻,能生津,又没有留邪的缺点。它能清气分的热,作用比石斛更表面。
- 石斛、天花粉和玉竹是良好的生津中药。

- 石斛养胃,减轻口渴和润燥。它最适用于慢性或晚期疾病。若没有石斛,可用北沙参代替。

- 玉竹味甘,性平、微凉,对于消谷善饥、口干口渴的情况尤为重要。它不是很黏腻的。

- 天花粉味苦性凉,能润燥和清热。

- 甘蔗汁能通肠泄热,应加入煎好的药汁中服用。如果没有甘蔗汁,可用荸荠 9 个代替,也可用 5 个罐装的清水荸荠磨成泥加入煎好的药中。

秦老处方加减

高热,有灼热的感觉,易于出汗,脉浮而有力,舌红苔黄:石膏 9 克　寒水石 9 克

▶ 通常用 1~2 剂这样的中药来退热,就是十分虚弱的患者也如此,像艾滋病或白血病患者。

消谷善饥、舌红、黄燥苔和便秘:水牛角 15~30 克　熟大黄 4~6 克(如便秘严重)

食疗

- 豆腐或豆浆[6]。

- 豆腐花:最好在其温度比体温略高一些时食用,这样更有利于吸收。

- 铁皮石斛和 / 或西洋参:不超过每日 2 克。

（三）润下清燥法

肝肾大肠受燥,足痿便结

鲜生地 9 克	大天冬 9 克	京元参 9 克	大白芍 9 克
淡苁蓉 6 克	大麻仁 6 克	全瓜蒌 9 克	

6　牛奶是热性的,而豆浆是凉而润的。

评注

其他症状

- 全身干燥（如头发、眼睛和皮肤，皮肤干燥严重时像树皮）。
- 皮肤缺乏光泽。
- 身体瘦弱无力（特别是下肢无力和萎缩）。
- 食欲差和消化不良。
- 齿龈痛和牙齿松动。
- 失眠。
- 烦躁不安。
- 盗汗。
- 耳鸣、眩晕和震颤（见后文问题 1）。
- 足底灼痛。
- 腰痛。
- 月经少。
- 便秘（常 3~7 天无大便）。
- 尿频和尿少。
- 脉细、数和无力，尤其是尺脉弱。
- 舌黯红有裂纹，少津。

讨论

病位与证型：除了前面提到的脏腑，也可能会累及膀胱。这根本上是一个肝肾的阴津不足，或有时有肾精不足，然后影响大肠和膀胱。

病因与病程：它常常由长期疾病引起，或有时由化疗或放疗等事件引起。

治疗原则：滋阴生津和填精，滋润大肠。后者常被称为"增水行舟"，用来治疗"无水舟停"。

中药分析

- 所有药以补为体，以泻为用。

- 玄参和生地黄滋阴(特别是肾阴)生津,润燥清热。玄参味咸性寒,是这个疗法中最主要的药。生地黄和白芍性凉血养血。

- 生地黄味甘、苦,性寒。白芍味酸,养阴,敛阴。

- 火麻仁味甘、性凉,润下焦和大肠,通便。

- 全瓜蒌味甘性寒,润肺和大肠,引肺气下行,通便。

- 肉苁蓉咸温润降,补肾润肠以通大便。

秦老的处方是基于生脉散和麻子仁丸的加减。

生脉散

来源:《医学启源》(1862)

人参 9~15 克　　　麦门冬 9~12 克　　　五味子 3~6 克

麻子仁丸

来源:《伤寒论》(3 世纪初)

火麻仁 500~600 克	杏仁 150~250 克	芍药 150~250 克
枳实 150~250 克	厚朴 150~250 克	大黄 300~500 克

秦老处方加减

严重肾阴不足:龟板 9 克(或龟板胶 9 克)　知母 6~9 克　地骨皮 6~9 克 阿胶珠 4~6 克

夜间发热:鳖甲 6~9 克

制膏方法

这一类处方可制成膏药服用。例如,用适量的水煎三剂中药约 3~4 小时,再加入打碎的龟板胶 50 克和阿胶 100 克,浸泡过夜,使其变成果冻样。然后,混合在一起再熬一个小时,最后可加入一些蜂蜜或粗糖、打碎的腰果或核桃来调味。每次服用一茶匙到一汤匙,每日一次,在一星期内服完三剂药做成的膏药。这是一种十分优良的滋补肝肾阴精的制剂。患者舌苔厚时不宜服用。

食疗

将 10 克松子仁与一些野生稻米（菰米）、豆浆、核桃仁、黑芝麻和黑豆一起研磨，加入汤、奶昔、麦片中吃。

问题

1. 为什么如耳鸣、眩晕和震颤这些症状会在前文提及？如果存在的话，治疗策略要不要改变？

耳鸣、眩晕和震颤肯定不是典型的症状，但可能会在这个证型中出现。这表示一种更极端的情况，即阴虚生风。因此，可以通过加入炙龟板、知母和牛膝等中药来调整处方。如果有耳鸣，可以加磁石和知母。虽然这两味药通常与黄柏一起结合使用，然而此时黄柏并不适合，因为它太苦和燥。

注意：阴虚型燥证伴有热的感觉、头昏、眩晕，还可能有意识丧失和身体大部的瘫痪或仅是面部瘫痪时，需要仔细地鉴别，因为它也可能是中风。

2. 本法与第五章关于虚证的生津滋液法有什么不同？

它们是相似的方法且有相当多的重叠。本法可看作是温和版的生津滋液法。依据燥与虚相对强度的比较，这两个证型可以看成是连续统一的。假如这个证开始时就有更多虚证的表现如腰膝酸软，那么就应该使用更多的诸如龟板、女贞子和熟地黄这样的药物。这样就使该处方更接近于生津滋液法的处方。总之，本法关注津液与阴的方面，而生津滋液法关注肾阴与肾精。此外，在这个证型中主诉是便秘，主要的药物是用来润肠通便。如果便秘不存在，还可用这个方子，但要酌情加减。

火的治疗律

【性质】

火为热之体，热为火之用。

秦老喜欢用这个短句来阐述火和热的区别。火通常是一种病邪，也是热的病理基础。火可以由外邪转化而来，也可以由内而生，例如体内阳气过盛化火。热是这个过程的直观表现，患者会出现面红、发热、汗出、口干、口渴、小便灼热或便秘。简单来说，火会首先出现在体内，在其变为热之前你无法看到也无法感觉到。

值得注意的是，在临床上火常用来描述主要向上的极热病证。同时火还可以表示三种不同类别但又相互关联的状况：维持新陈代谢的生理现象，病理机制的基础，以及病理状况的极端表现。火是中医学中有着多层含义的众多名词之一，需要通过上下文来更具体地理解其含义。

【生理】

潜藏则温养百骸，固人寿命。

【病理】

发动则煎熬阴液，贼伤元气。

火可以是生理性的(如命门火或君火)，也可以是病理性的。本章主要讨论会损耗血、津液和阴的病理之火以及其基本的治疗方法。

【病因】

- 气郁则火起于肺。

这里并不是指肝气郁结,而是指肺气的阻滞,例如由外感寒邪引起。

- 嗔怒则火起于肝。
- 醉饱则火起于脾。
- 思虑则火起于心。
- 房劳则火起于肾。

五脏主五志,五志太过,均能化火。

【病位】

牙痛龈宣,腮颊颐肿——胃火。

这个区域也可能会感到发热,并可能出现类似痈或疖腮的病况。

目黄口苦,坐卧不宁——胆火。

患者可能会出现目赤。

舌糜喉肿,便秘不通——大肠火。

厚苔可呈现黄、褐或黑色,并可能出现咽干、大便干硬伴恶臭。

癃闭淋沥,赤白带浊——小肠火。

患者常表现为小便闭塞、点滴而出,红色、白色或混浊的阴道分泌物。患者还可出现小便灼热、小便混浊或小便色黯。

小腹作痛,小便不利——膀胱火。

患者常表现为下腹痛、小便困难。患者还可出现血尿。小肠火和膀胱火均可引起泌尿系统的症状,鉴别诊断对于准确的治疗尤为重要。膀胱火常引起小便灼热、尿痛,偶尔会出现血尿。小肠主分清别浊,故小肠火常引起小便混浊不清、小便色黯。小肠火还常常伴有心火的症状,如失眠、烦躁、舌尖红有裂纹。而膀胱火会出现舌根部黄厚苔,以及口苦或口咸。

> 头眩体倦,手足心热——三焦火。

患者还可出现头部发热或昏沉的感觉,轻度眩晕,肢体困重,胀气,前臂掌面、胸口以及手脚温热感。

【变证】

> 火郁中焦——恶寒战栗,六脉伏小,热从寒化。

此为热深厥深之证。热盛内蕴,导致阳气郁闭从而引起寒象,称为"真热假寒",这是一种严重的证候。患者可以出现高热。舌象以及前臂掌面和上腹部的温度反映了患者的真实状况。另一种可能的解释为寒盛于内,郁结化火,这也是上面所说的"热从寒化"。

> 热结胃口——咳吐结痰,寸口滑实。

这是胃火炽盛犯肺导致痰热。往往由于饮食不节,引起食停胃脘和痰积于胃而生热。患者还会出现背部寒冷感,喉中多痰,胃脘痛,脉浮,尤其是寸、尺脉浮。

> 热遗下焦——淋浊溺痛,尺内洪滑。

尺脉也将更有力或促。这与下焦的湿、热、郁滞有关。

上述两种情况都为火热兼夹湿浊。

【论治】

- 实火泻之。
- 虚火补之。
- 郁火发之。
- 阳火直折。

阳火和实火的区别:虽然阳火也是一种实火,但两者有不同的特点和治疗方式。例如阳火的症状包括面红,目赤,狂躁,觉得持续发热,容易汗出,声音响亮,脉数而有力。秦老指导我们用"直折"的方法来治疗,可选清瘟败毒饮[1]、五味消毒饮[2]或犀角地黄汤[3]。

而实火的表现更符合脏腑实热所致的承气汤证。实火会导致烦躁不安,声音洪亮,觉得发热,易汗出,便秘,舌红,苔黄,脉实数。故处方选用大承气汤[4]来"泻之"。

- 阴火温导。

阴火是一种虚火,可参考李东垣治疗阴火的方法。在当今社会,阴火在临床上并不常见。关于阴火的更多讨论,详见第三章。

【总结】

清,降。

治火热之邪需清和降。火性向上。临床上我们认为上升之热即为火,在内不发则为热。因此在治疗热时多用清法,治疗火时多用降法。简而言之,火热只有虚实之分,实者需清、降、泻之,虚者需潜、养、纳之(比如通过肾)。

1　见第十二章。

2　金银花、蒲公英、紫花地丁、野菊花、天葵子。

3　见本章第一个治法的中药分析。

4　见第二章。

（一）宁静君火法

心火亢盛,烦躁舌绛

羚羊角 [5] 1 克	细生地 9 克	川雅连 1.5 克	淡竹叶 4.5 克
净连翘 9 克	黑山栀 9 克	朱灯心 4 扎(1 克)	

评注

其他症状

- 心悸。
- 失眠(早醒,睡眠时间不长,有时每次只能睡几分钟)。
- 发热。
- 狂躁。
- 掌心发热。
- 思绪不断、无法停止。
- 小便灼热,小便涩,少尿,尿赤。
- 目赤或皮肤红疹,巩膜充血。
- 脉数(100~120 次 /min)、浮和促(尤其是左侧寸脉)。
- 舌尖红,有时会觉得疼痛或灼热;也会出现裂纹 / 糜烂或舌下肿胀突起(重舌)。后者是一种严重的表现。

讨论

证型:这是一种由心火亢盛或心火下移小肠引起的急性实证,可能会相应地耗伤阴血。

中药分析

- 秦老原来用的是犀角,因其入心,能凉血、清火毒,亦能开窍。它是治疗

5　秦老原文所用为犀角尖二分(0.6 克)犀角现已禁用,一般用水牛角代替。

急症的良药,并能预防昏厥。犀角来源于濒危动物,现已禁用,因此我们必须寻找替代品。水牛角 15~20 克(研磨成粉或小片,先煎 1 小时)可以用于轻症。羚羊角 1 克可用于更严重的状况,特别是在有风邪和痉挛时。如无法取得上述药材,还可使用莲子心 1.5 克或大青叶 4.5 克。另一个可选择的药物是寒水石 9~12 克,特别适合有目赤、面红、发热严重伴偏头痛的患者。以上这些药都可以清心火。

• 生地黄甘、苦,寒。入心,清心火、凉血。它也入肾,养肾阴生津。肾水足则心火得降,所以特别适用于心经有热损伤津液但不严重的患者。

• 淡竹叶和灯心草性甘、淡,寒。可清心除烦、引火下行从尿排出。

• 黄连、连翘和栀子皆苦寒可清心泻火。栀子还擅长除心烦和心中苦闷。

秦老的处方是基于犀角地黄汤的加减。

犀角地黄汤

来源:《备急千金要方》(7 世纪)

| 犀角 3 克 | 生地黄 24 克 | 芍药 9 克 | 牡丹皮 6 克 |

秦老处方加减

烦躁(无法保持安静):龙齿 9 克

▶ 如没有龙齿,可用龙骨或牡蛎。

容易出汗:浮小麦 9 克　莲子心 3 克

失眠:酸枣仁 9 克　柏子仁 6 克

有痰,头脑不清,黄腻苔:远志 4.5 克　石菖蒲 6 克

发热,舌起水疱:金银花 6 克　黄芩 4.5 克

目赤有分泌物:乌蛇胆[6] 0.3 克(研末冲服)

热入血分导致血热妄行而出血:牡丹皮 4~6 克

高热神昏或谵妄:牛黄 0.5 克

神志不清伴言语不利:紫雪丹

6　乌蛇胆苦、略甘,寒,无毒。能祛风清热,化痰明目。亦可用其他蛇胆,如干燥后的蝮蛇胆。目前,市场上从多种蛇中获取蛇胆使用。

问题

本证是否比第四章用清凉血热法治疗的证型严重？

第四章所描述的证型是因热在血分逐渐蕴结而引起的出血之证。它和本证有很多相似的症状，如失眠、烦躁不安。然而，与这一出血证相比，本证更为严重。因此，患者烦躁不安的症状是相当严重和急性的，会比出血更为严重。本证在治疗上使用羚羊角也反映了症情的严重性。故本法不常用于一般的心火引起的失眠。但如果火热是导致失眠的主因，使用本证的处方进行治疗时需去掉羚羊角。

（二）苦泄相火法

肝胆火旺，耳聋梦遗

龙胆草 2.4 克	细生地 9 克	川黄柏 2.4 克	京赤芍 4.5 克
淡黄芩 4.5 克	川木通 4.5 克	夏枯草 4.5 克	

评注

其他症状

- 头痛。
- 易怒（可触发或加重其他症状）。
- 面红，目赤，耳红，或脖子红。
- 鼻出血，尤其是情绪烦躁或饮酒后出现。
- 眼部感染（如结膜炎）。
- 口苦。
- 口干咽燥。
- 失眠多梦和无法深睡。
- 头痛或头部胀闷。
- 耳痛或耳中流脓。
- 耳鸣。

- 胸部或胁肋部胀痛。
- 口腔单纯疱疹或带状疱疹。
- 小便混浊疼痛、淋沥不尽。
- 便秘。
- 持续勃起。
- 月经不规律,经前期综合征或经间期出血。
- 脉弦数而实。
- 舌鲜红或舌边呈粉色,有红色芒刺,苔黄干或舌根部舌苔可能发黑且干。

讨论

证型:本法适于肝胆火热上炎或肝经湿热下注。

中药分析

总结

入血分:赤芍、生地黄,在一定程度上还有黄芩。

入气分:夏枯草、龙胆草、黄芩、黄柏、木通。

个药特性

- 龙胆草十分苦寒,泻肝胆实火,除下焦湿热。
- 黄芩、夏枯草、黄柏苦寒,清肝胆经实热。黄芩、夏枯草清少阳于上,黄柏泻厥阴于下。
- 夏枯草清肝火,除郁热,因其苦辛亦可开郁结之气。
- 黄芩苦平,清热泻火(尤其是胆火),亦能燥湿。
- 黄柏苦寒,清下焦湿热和厥阴湿热。
- 生地黄和赤芍滋阴养血、凉肝柔肝。两者防止其他苦燥祛湿药对阴的损伤,亦可滋阴以帮助因实火损伤的阴分恢复。
- 川木通苦寒,可导热和湿从肾和膀胱排出。通常它适用于实证,因其性寒易损伤脾胃及肾阳。一般其用量不超过 5 克。如没有木通,可用通草 2 克代替,或考虑用泽泻或车前子。

秦老的处方是基于龙胆泻肝汤的加减。

龙胆泻肝汤

来源:《医方集解》(1682)

龙胆草 3~9 克　　黄芩 6~12 克　　栀子 6~12 克　　木通 3~6 克

车前子 9~15 克　泽泻 6~12 克　　柴胡 3~9 克　　　生地黄 9~12 克

当归 6~12 克　　甘草 3~6 克

秦老处方加减

阴虚(如失眠、盗汗):知母 6 克　　地骨皮 6 克　　银柴胡 4 克

小便灼热色赤:车前草(或车前子)6 克　　猪苓 6 克　　芦根 6 克　　六一散[7]
6 克

▶　如果小便问题严重,则用车前子,车前子更偏向于走脏腑。如火热在经络,则换用车前草,因其更偏向于走经络。

咽痛:山豆根 3 克　　金果榄[8] 6 克

口渴欲饮:石斛 6 克　　玄参 6 克

食疗

嫩苦丁茶 3 克,可重复冲泡 2~3 次,每天 6 克。苦丁茶以嫩的绿叶片为佳,老的大叶片(色黑)过苦会损伤阴和胃,引起食欲减退。

问题

1. 为什么秦老不用龙胆泻肝汤中的当归?

非常简单,当归对于肝胆火盛证来说其性太温。然而,理解龙胆泻肝汤中当归的使用目的非常重要。第一,当归补血活血可以防止火热进入血分;第二,当归可防止处方变得过寒;第三,大部分这类患者都有阴虚和血虚的问题,而当归和生地就可以解决这一问题。综上所述,考虑此型患者有过多的火热而用当归可能会加剧这一状况,故秦老用其他药来替换当归。

如果患者的热并不严重,且医者能完全理解上述三点,则可以使用炒当归

7　滑石和甘草的比例是 6 比 1。

8　金果榄苦寒,入肺和大肠;清热解毒,利咽止痛。

或土炒当归。未经过炮制的当归过于辛及升发。如有血虚和阴虚时,亦可考虑其他中药如女贞子、桑椹、何首乌、玄参、天门冬、白芍。

2. 为什么秦老要使用赤芍?

除了前面提到的作用,赤芍在此还可行血,以预防大量使用寒凉中药可能引起的血瘀。因此,赤芍在此可替代龙胆泻肝汤中当归的部分作用。

3. 为什么秦老在使用龙胆泻肝汤时要去掉柴胡?

很多医家认为柴胡是治疗肝胆病证的重要药物,尤其是在龙胆泻肝汤中。我们都知道柴胡和黄芩配伍可清少阳热,那为何秦老要去掉柴胡呢? 秦老受老师丁甘仁和叶天士的影响,认为柴胡具有升散之性,如长期使用会导致肝阴的损耗,这属于治疗不当。因此,秦老在这种情况下会尽量避免使用柴胡。这样的处理是非常正确的,因为这类患者因体内实火或体质因素非常容易出现阴血的损伤。因此,秦老用相对平和的夏枯草替代了柴胡,通过其辛散的作用柔和地疏散肝气,这与柴胡的升散特性有所不同。

4. 为什么秦老在此减少了龙胆泻肝汤中利尿药的使用?

龙胆泻肝汤中有数味能利尿的中药,包括泽泻、车前子、木通以及栀子。秦老在这里减少了这类药的使用是因为肝胆火旺极易伤阴,而利尿时亦会损耗津液。秦老临证时尤其注重顾护阴液,故在治疗肝胆火旺时并未像龙胆泻肝汤原方那样使用多个利尿药。

当然,在有严重的下焦湿热时仍可加上这些药。但是如果患者相火旺盛伴有肝肾阴虚时则要及时调整。因此,秦老相对平和的处方可以比龙胆泻肝汤使用更长的时间。

(三)承制实火法

肠胃实火,腹痛肚热便结

生川军 9 克	生甘草 2.4 克	江枳实 4.5 克	全瓜蒌 9 克
玄明粉 9 克	净银花 9 克	焦山栀 4.5 克	

评注

其他症状

- 腹部胀满和痉挛。
- 腹胀矢气。
- 便秘,大便 3~5 天不行或热结旁流 [9]。
- 发热。
- 口苦。
- 口干。
- 严重时有烦躁、谵语。

触诊

- 腹硬如石。
- 脐周疼痛有热感。
- 脉滑实数。
- 舌红,苔黄厚腻。

讨论

从本质上看,这属于《伤寒论》中的阳明腑证,其主要表现有五点:痞、满、燥、坚、实。

患者可能同时出现上述五个症状,但临床上不需要等五个症状都出现后才使用此法。

本证最重要的临床证候包括:

- 便秘
- 实脉
- 黄腻苔

脐部或脐周压痛

急性期服用一剂药通常已经足够。服药后大便颜色可能变深、变黑或变红。这是一个好的征象,表明发热会减轻。

9　这是由于燥屎结于肠,只有稀粪可以从旁流出,表现为便秘后出现极度恶臭的泄泻。

病程:本法一般只用于急性期或亚急性期。但有时也可用于慢性期,详见后文问题 3。

治疗策略:实火必须通过大便泄出以避免伤气和阴。

中药分析

- 大黄十分苦和寒,泻热通便,荡涤实结,活血行瘀。生大黄的效果更快、更强。
- 甘草清热泻火,调和诸药。
- 枳实下气消痞,助积滞下行。
- 全瓜蒌清热润肠。
- 玄明粉咸寒,增液润燥,润肠通便,泻热软坚。如果没有玄明粉,可用芒硝代替,芒硝需磨粉后冲服。
- 金银花质润能清气分热,亦能清肠,促进肠道功能和解毒。然而,它主要作用于上焦。
- 焦栀子或炒栀子苦、寒、润,它通过其寒凉的特性和利小便的作用能清三焦热。生栀子不适用于一些患者,尤其是有虚证倾向的患者,因其性寒容易损伤脾胃和肠道。

秦老的处方是基于调胃承气汤和大承气汤的加减。

调胃承气汤

来源:《伤寒论》(3 世纪初)

大黄 12 克	甘草 6 克	芒硝 9~12 克

大承气汤

来源:《伤寒论》(3 世纪初)

大黄 12 克	芒硝 9~12 克	枳实 12~15 克	厚朴 24 克

秦老处方加减

痤疮或皮疹:败酱草 6 克　蒲公英 6 克

血热(嘴唇紫红或鼻出血):紫花地丁 6 克　野菊花 5 克　大蓟 4~6 克

持续的阳明热伴痈疮：重楼 9 克　漏芦 9 克

（脓未成或脓已成时使用）

慢性便秘加用泻药（该方可能还不够有效时）：芦荟 2 克　桃仁 9 克

问题

1. 为什么秦老在方中使用全瓜蒌？

尽管有很多中药可起到润肠的作用，但全瓜蒌还可入肺宽胸，因肺与大肠相表里，故能增强通便的效果。瓜蒌仁润肠的效果更好，但用在这里并不合适，因为此时三焦火盛，而全瓜蒌在治疗上焦的症状如咽干、口苦、干咳、鼻干和鼻出血时也起到了重要的作用。

2. 为什么秦老会使用金银花？

金银花味甘能润，性寒能清热。它能很好地清气分热，亦可用于温病的不同阶段（卫分、气分、营分、血分）。从本质上讲，阳明证的治法是通腑泻热，而金银花能起到导下的作用。此外，金银花也能起到透热的作用（而不仅仅是泻下），在温病的治疗中为热的逐出提供了另一个通路，类似于金银花在清营汤[10]的作用。

3. 这个处方能否用于慢性病或长期使用？

本法可用于急性、亚急性或慢性病。如果症状不严重（例如无高热），伴有一些食积，仍可在加减后使用此法。加减时需减少泻下药的使用并注意顾护机体的正气。例如，可改用大黄炭，并减少玄明粉的用量至 3~5 克，亦可加火麻仁 6 克、杏仁 9 克和白芍 6 克。

（四）宣发郁火法

风火内结，牙痛失眠

注释：牙痛在本证中只代表诸多可能出现在头面的症状之一。这与其病理机制有关，肝经的郁火导致胃火的上炎。实际上这可以导致很多的头面部症状，如牙龈肿、牙龈溃疡、耳鸣、听力减退、鼻出血或耳部有分泌物。

软柴胡 2.4 克　　冬桑叶 2.4 克　　炒薄荷 2.4 克　　杭菊花 4.5 克
嫩钩藤 9 克　　　淡黄芩 4.5 克　　苦丁茶 4.5 克

---

10 由犀角（现用水牛角代）、生地黄、玄参、麦冬、金银花、连翘、竹叶心、黄连、丹参组成。

评注

其他症状

情志

- 忧郁或十分悲伤和压抑。

- 烦躁、躁动、焦虑。

- 没耐心或易怒,虽然生气可能很难纾解(和完全消除),且会导致头痛(或下列其他症状)。

- 患者情绪上看似十分镇定,但被触发时会导致情绪失控。

头部

- 头痛(觉得头胀痛,阻塞感)或偏头痛。

- 牙龈红或出血,或牙龈肿痛。

- 少量鼻出血。

- 口苦。

- 咽干,咽部灼热和/或有堵塞感。

- 鼻塞。

- 视物不清伴分泌物或疼痛。

身体

- 觉得热或干。

- 胸部或胁肋部烦满。

其他

- 失眠(入睡困难或无法入睡)。

- 多梦且与火热有关(如掉入热水池,鞋子着火等)。

- 月经延后且有黯色血块。

- 不易出汗。

- 小便困难或小便灼热。

- 便秘。

- 皮肤有红、痛的皮损如痤疮或痈。

- 经期或经前期、更年期或经期压力增大都会导致症状加重。

对于此证,舌、脉表现尤其重要

• 脉涩或弦,关脉尤其有力。有痰或湿时亦可出现濡脉。

• 舌黯、黯红、深红或苍白、玫瑰色,不会是鲜红色,舌边尤为黯红。苔薄、黏腻,可呈白或黄色,苔不厚且刮后仍保持完整。

讨论

病位与病邪:少阳经风热(邪在半表半里)。本证主要由火邪夹风导致,也可理解为风热影响肝胆的气分、血分。

病程:一般是慢性证候(从 6 个月到 1 年或更久)。

病机:本证通常为肝气郁结化热,进而化火,因火束于内而无法散发,需开郁逐之。

鉴别诊断要点:

本证的鉴别要点是有无法完全表现或表达的证候。比如,痤疮或痈无法透发(在皮下不透);血或汗不易流出;情绪无法完全疏解。这是因为火热束于体内无法发散。这能帮助我们将其与更典型的肝火证型进行区分。

它也有别于典型的肝气郁结证,因其常会伴有明显的火像,如眼红、唇红、症状时好时坏等。症状时好时坏更偏向于少阳证,也能帮助其与其他火热证相鉴别。(详见以下问题)

中药分析

总结

治疗上多用辛凉疏泄的药物。

• 柴胡和黄芩清少阳火。柴胡辛、平、略寒。黄芩苦、寒、燥。

• 桑叶、菊花、炒薄荷作用于肝经血分,祛风清热。

个药特性

• 桑叶辛、苦,寒,能治疗肝火内束。同时桑叶味甘,能顾护津液。

• 菊花苦,微寒,清肝火,行肝气。同时亦可清头目(如头痛、头胀、头晕目眩)。以白菊花为佳。桑叶也有类似的功能。但两者相比,桑叶偏于清透,菊花更擅长于清凉。两者都能平肝,但菊花更善于平肝潜阳。

• 炒薄荷辛凉,疏肝解郁,能从肝经血分清散风热。亦可使用薄荷炭。未经炮制的薄荷不入血分故不在本证中使用。桑叶、菊花和薄荷只可煎煮 10 分钟。

* 钩藤质轻,行肝气、清火热,能清体内风热。

* 苦丁茶苦凉,入络脉而行之,利尿,清肝火,清肝胆湿热。苦丁茶比绿茶更苦[11]。如没有苦丁茶,可以用乌龙茶或普洱茶代替。

* 虽然这些药物都是凉性的,但本法是透发法而不是寒凉法。如只用寒凉药而不透发会使症状更严重。因此不要使用如大黄或石膏等药物,大黄大寒会使邪气进一步凝聚,而石膏最适用于阳明证。

秦老的处方基于升阳散火汤和小柴胡汤的加减。

升阳散火汤

来源:《内外伤辨惑论》(1247)

柴胡 9 克	防风 7.5 克	葛根 15 克	升麻 15 克
羌活 15 克	独活 15 克	人参 15 克	白芍 15 克
甘草 6 克			

小柴胡汤

来源:《伤寒论》(3 世纪初)

柴胡 24 克	黄芩 9 克	制半夏 24 克	生姜 9 克
人参 9 克	炙甘草 9 克	大枣 12 枚	

秦老处方加减

咽痛,有痰不易咯出:马勃 2 克　蝉蜕 3 克　败酱草 5 克

牙龈疼痛出血:大青叶 6~9 克　白茅根 9 克　藕节 9 克

面红,牙龈肿:青黛 2 克　石膏 9 克

11　有三种不同类型的苦丁茶。适用于本证的是切成小片后的大叶苦丁茶,处于小(嫩)叶和长卷叶片之间,通常可在茶叶店中买到。也可以使用后者,其性能更温和。如果病情严重,应该去信誉好的中药铺购买。

头痛剧烈:蔓荆子 9 克　稊豆衣[12] 3 克

问题

1. 为什么秦老用了很多风药?

该处方用了五个可以治疗外风的药物:柴胡、桑叶、薄荷、菊花、钩藤。这是遵循《内经》"火郁发之"的原则。叶天士亦非常认可这个方法。从本质上讲,风药能使体内郁火透发而出。本证因病位在肝,故所选药物都入肝经。

同时,应当尽量避免使用祛风寒的辛温升发药物,应只使用凉、平的药物。

2. 有其他方法可以清郁火吗?

一般来说郁火排出有三个主要的出路:汗、眼泪或喷嚏,小便和大便。因为病位在少阳经,故从肌表(汗、眼泪或喷嚏)透热最为适宜。相比之下,如果从大便排出,病邪应位于胃和大肠。在本证中可能有轻度的便秘,但因便秘是由郁火导致而非阳明有邪,故不会使用如大黄、芒硝等泻下药。

因此,在秦老的处方中,解表药使病邪透出并开通透邪的通路。我们可以用茶壶来类比,如果盖住茶壶,热和水蒸气会在壶内凝聚,但开一个小孔,就能使热和水蒸气排出。

我们还能从另一个常用处方中看到这种策略,如泻黄散用于脾有郁火,方中藿香和防风起到透发的作用。

3. 为什么秦老在本证中使用柴胡? 根据"苦泄相火法"的讨论,他不会顾虑柴胡伤阴吗?

在本证中找不到药物可以替代柴胡疏散肝郁的作用。使用时如患者有阴虚,仍当注意顾护阴分。

4. 使用本方后,患者会注意到哪些改变?

因本证是由气机郁滞导致,服用处方后患者应感觉到郁滞的疏解。这可以有多种表现,如出血带血块或鼻出血血色深红,但在此之后患者会感觉症情的缓解。出血是热排出的表现,这一概念最早见于《伤寒论》。

另外,由郁滞导致的躯体症状如胸满会得到缓解,患者会突然觉得可以进行深呼吸。原本郁于皮下的痤疮会透出缓解。轻微的小便困难会转变成排尿

12　稊豆衣能凉头面,使火邪从肌表络脉排出,亦能滋阴,顾护阴液。

频繁,尿色深,并比平常气味重。轻度便秘得到改善,大便通畅,并可能出现大便黏稠。这些都可能在气机疏通后出现,而非使用利尿药或泻下药的作用。

以上这些改变一般持续 2~3 天。一般来说,我们不会在气机疏通后看到症状(生理和情绪上)恶化。如果出现这种情况,则表示治疗方法不当或者过强。

5. 风热病邪位于半表半里,这是什么意思?

对于本证的另一种理解是风热病邪位于半表半里。这个位置一般与少阳有关。因此,可以看到典型的少阳症状如寒热往来、口苦咽干、头目眩晕、忧郁等。大多数时候,患者不会出现体温的波动如寒热往来,但通常会出现与风邪有关的症状。风邪的出现一般会使症状时发时止,比如耳朵红时有时无,也会涉及很多其他症状如偏头痛、目赤、耳鸣或牙痛的变化。类似地,患者还会出现情绪起伏和食欲变化。

(五) 潜养虚火法

阴分不足,火浮上越

鲜生地 9 克	炙龟板 15 克	大白芍 6 克	煅牡蛎 9 克
京元参 4.5 克	生石决 12 克	绛通草 2.4 克	

评注

其他症状

- 发热感,午后加重(如潮热)。
- 手脚心热。
- 盗汗。
- 易疲劳。
- 口干、口渴,但又不想喝很多水。
- 咽干音哑。
- 烦躁。
- 皮肤红。
- 腰痛。

- 背痛(疼痛像钉子穿过胸部到达背部,且吸气时严重)。
- 听力减退。
- 骨蒸。
- 恶心[13]。

严重时会有虚火上犯的症状:

- 面红。
- 目赤,眼干或眼睛灼热。
- 咽痛。
- 牙痛。
- 失眠(疲劳时加重)。
- 头痛。
- 耳鸣。
- 眩晕。
- 下肢反常地觉得冷。
- 症状在晚上加重,在凌晨一点到三点后缓解。
- 脉细数。
- 舌黯红而干,舌体瘦小有裂纹,舌根部常有红点或红色突起。

除了上述重要的舌脉表现外,另一个表示阴虚火旺的重要症状是患者会觉得涌泉穴处灼热疼痛。

讨论

证型:本证属于虚火上炎,因肝肾阴血不足导致。
治疗原则:补阴,引虚火下行。

中药分析

第一组药物滋养下元:

- 生地黄和白芍滋补肝肾,养血,滋肝肾阴,并能清虚热,凉血。
- 玄参咸寒,滋肾阴降火。

---

13 恶心是虚火夹杂湿浊的表现。

第二组药物潜降虚火：

- 石决明和煅牡蛎质重而降。如果有明显的阳／火上扰的症状,用生牡蛎。如有明显汗出,用煅牡蛎。

- 龟板咸平,质重。滋阴填精,壮水以降火。

- 通草引火下行从小便排出。与六味地黄丸中的泽泻相比,通草质轻、温和,本证只需要小剂量的通草发挥这一作用。

秦老的处方是基于三甲复脉汤的加减。

三甲复脉汤

来源:《温病条辨》(1798)

炙甘草 18 克	生地黄 18 克	白芍 18 克	麦门冬 15 克
火麻仁 9 克	阿胶 9 克	牡蛎 15 克	鳖甲 24 克
龟板 30 克			

秦老处方加减

严重阴虚有热(如骨蒸潮热、盗汗、五心烦热):醋炒鳖甲 12 克

严重的骨蒸:白薇 6 克 地骨皮 6 克

耳鸣:盐炒知母 6 克 盐炒黄柏 4.5 克 磁石 12 克

情绪不稳定(如悲观、抑郁、躁狂、烦躁和焦虑):珍珠母 9 克 龙齿 9 克

有时觉热,有时觉冷:二至丸(女贞子 6 克 墨旱莲 4.5 克)

严重阴虚(口干、无苔):交泰丸(肉桂 2 克 黄连 4 克)

▶ 磨粉后冲服。调和阴阳(苔略黄、舌尖红、心悸失眠)。

严重的虚火上炎:肉桂 2 克

少阳病(如寒热往来、眩晕、胸闷):银柴胡 4.5 克 胡黄连 4.5 克(有苦味)

汗出:浮小麦 6 克 糯稻根须 6 克 碧桃干[14] 6 克

▶ 这些药是对症的,无论是阴虚所致的白天汗出或夜间盗汗均可使用。如果汗出不止则患者的阴虚无法恢复。如果患者的主诉是盗汗,可以考虑用

---

14 未成熟的桃子干。

当归六黄汤[15]加上述三味药。

心悸：山茱萸 6 克　五味子 4.5 克

失眠：酸枣仁 9 克　夜交藤 6 克

问题

耳鸣都与肝肾亏虚有关吗?

不是,很多原因都会导致耳鸣。以下是耳鸣的三种主要类型及鉴别特征：

肝肾精亏：慢性高音调耳鸣,持续时间短。

肝胆经湿热或痰火：低音调耳鸣,像飞机的声音,一般只持续一到二天。患者还可觉得头部有胀大的感觉。这类耳鸣一般由于饮食不当或天气炎热导致。

气血亏虚：慢性持续的低音调耳鸣,疲劳后加重,患者会觉得附近的声音从较远的地方传来。另外患者会有舌淡,脉沉弱。

另一个诊断诀窍是用手盖住耳朵,如果声音消失一般是实证,如果仍有声音一般是虚证。

15　由当归、生地黄、熟地黄、黄连、黄芩、黄柏和黄芪组成。

第十二章

疫的治疗律

【病因】

戾气所传染,肠胃湿热郁蒸而作。

所有这些病都是有传染性的,可发生于任何季节;然而,它们普遍见于夏季和秋季。

【证征】

潜——背微恶寒,头额晕胀,胸膈痞满,手指酸麻。

外发——昏热头汗,咽肿发斑。

内陷(或夹饮食)——痞满嘈杂,失血,自利,吐蛔。

平素津枯兼有停滞——谵语发狂,舌苔发黑,大便不通。

平素阴亏——头面赤热,足膝逆冷,至夜发热。

【治法】

寒——辟秽化浊。

热——清瘟荡涤。

这通常是一种传播非常快的急性疾病,包括流感、猩红热、流行性腮腺炎等。这种流行性疾病与普通感冒或其他轻微上呼吸道感染大不相同。例如,它在年轻人和老年人之间没有区别,而且发病非常急,病情十分严重。它们直击内部,而普通感冒病邪通常首先袭表,随后才传入内部。疫不能仅仅通过发汗来解决;必须在透泄病邪的同时,分别消除在表与在里之邪。

（一）辟秽化浊法

一切寒疫,如山岚雾瘴

香白芷 2.4 克	中川朴 2.4 克	川羌活 2.4 克	煨草果 4.5 克
广藿香 4.5 克	花槟榔 4.5 克	细青皮 4.5 克	

评注

其他症状

- 寒战为主,发热轻。
- 强烈的寒战,仅有轻微的发热感,即便实际体温已相当高了。
- 气短。
- 烦躁不安。
- 胸膈满闷。
- 恶心或呕吐。
- 食欲不振。
- 腹胀、矢气。
- 腹泻或便溏且黏,难以排尽。
- 头痛。
- 眩晕。
- 全身浮肿和沉重感。
- 面色灰黯。
- 身体多个部位的麻木、刺痛。
- 关节沉重、疼痛。
- 尿少。
- 脉极沉、弦、濡,或可能数。
- 舌胖,舌体色黯淡,有腻、黏、厚、白、灰或黑苔。

讨论

这也被称为山岚毒（瘴）气，在临床实践中并不常见。它通常发生在潮湿的环境中，多由口鼻吸入，直犯中焦。它导致寒湿阻滞之证，且湿重于寒。尽管病邪主要位于中焦，但治疗的关键是应用驱邪外达的中药，因为病邪最初来自外部。

这是一种可能由寄生虫或病毒引起的严重疾病，也可能与莱姆病[1]或流感等西医学疾病相关。

中药分析

总结

• 所有这些中药性温芳香，它们能从中焦透泄外邪，表里分消，着重脾胃，温令寒湿浊邪外达。

• 羌活辛温，祛风寒湿邪，从表而出。

• 白芷、藿香、草果、厚朴芳香化湿醒脾，表里分消。

• 青皮理气，健运脾胃。槟榔理气，消疫，行水，能通透三焦。

• 通常服用此方 1~2 周，症状会有所改善（如，食欲改善，脉不至于太沉，疲劳缓解，寒战减轻），可换用不同的处方，如：藿朴夏苓汤[2]和藿香正气散。

秦老的处方是基于藿香正气散与达原饮的加减。

藿香正气散

来源：《太平惠民和剂局方》（1078 年）

藿香 12 克	厚朴 9 克	陈皮 9 克	紫苏叶 6 克
白芷 6 克	制半夏 9 克	大腹皮 9 克	白术 12 克
茯苓 9 克	桔梗 9 克	炙甘草 3 克	

1　是一种以蜱为媒介的螺旋体感染性疾病。

2　由藿香、制半夏、赤茯苓、杏仁、薏苡仁、白豆蔻、猪苓、淡豆豉、泽泻和厚朴组成。

> **达原饮**
>
> 来源:《温疫论》(1642)
>
> | 草果 1.5 克 | 厚朴 3 克 | 槟榔 6 克 | 黄芩 3 克 |
> | 知母 3 克 | 白芍 3 克 | 甘草 1.5 克 | |

秦老处方加减

食欲差:砂仁 4.5 克　白豆蔻 4.5 克

恶心:制半夏 6 克　竹茹 4.5 克

腹泻:煨诃子 6 克　大腹皮 6 克

问题

在本证中并没有很多湿的症状和体征,是不是要在处方中加利尿的中药呢?

尽管本证可能出现少尿的症状,但温法已足够促进排尿,而没有必要直接用针对少尿的利湿中药。

(二) 清瘟荡涤法

一切瘟疫,表里俱热

| 生石膏 12 克 | 川黄连 12 克 | 小生地 9 克 | 淡黄芩 4.5 克 |
| 水牛角 [3] 30 克 | 板蓝根 9 克 | 鲜竹叶 4.5 克 | |

评注

其他症状

* 高热和严重恶寒;或在潜伏期只是背部有轻微恶寒。

* 口臭。

3　原文用的是乌犀角二分,约为 0.6 克。

- 咽痛。

- 面红。

- 严重头痛或头胀。

- 烦躁。

- 严重时会发狂或有斑丘疹。

- 脉浮和数,右脉比左脉强。

- 舌红,苔白腻,或后期有黄厚苔。严重时会有焦黑苔和芒刺。

讨论

这是一个表里俱有热的火毒证。此证通常可见于严重病毒性感染早期,如流行性感冒、流行性腮腺炎和麻疹。虽然此病证可在任何人身上发生,但是儿童更易感。

虽然此证没有太多的湿邪或浊邪,但疫证通常有秽浊的成分,因此通常会看到湿热之邪潜伏郁滞的表现。当它存在时,必须考虑它的部位和程度,应对处方做相应的修改。如有极度的湿浊,如出现恶心、呕吐、黄疸、胸闷,脉触诊为中等深度——既不深也不隐匿,需要用像达原饮[4]一样的方子透邪外出,开达膜原,通肌腠。

疫病有许多可能的表现和演变,需要灵活地处理。如果表证更为明显时,应当强调用更加辛、芳香透邪的处方像清热解毒饮[5]。如果里证更为明显时,应当强调用清瘟败毒饮这样的处方来解毒和引火下行。如果表里受累相当,可考虑双解散[6]。

疫病不易治愈,如果治疗不当,它们特别容易产生伏邪。例如,通过发汗使体温迅速消退而2~3天后又升高;通过攻下法来和里而症状很快反弹。这种情况是体内有隐匿的病邪未彻底祛除。我们必须继续治疗,密切观察疾病的演变,直至治愈。

治疗原则:清透、开窍、化斑,凉血。

4　见本章达原饮的组成。

5　由羌活、白芍、人参、石膏、黄芩、知母、升麻、葛根、甘草、黄连和生地黄组成。

6　由荆芥、防风、栀子、黄芩、当归、白芍、桔梗、甘草、麻黄、川芎、连翘、石膏、滑石和白术组成。

中药分析

- 板蓝根苦、寒,清瘟解毒,清利咽喉。

- 石膏甘、凉,直入肺胃,去实热,它也能从三焦强而有力地清热祛火。它应当先煎 45 分钟。

- 淡竹叶甘、寒,质轻。它入心,清热、除烦、祛湿,能通过利尿排出火毒。它也能引其他药入深部络脉。

- 黄芩和黄连均苦寒,它们能泄上焦心肺之火,也能燥湿。

- 水牛角咸寒,入营入血,善清心肝胃三经之火热,它能迅速透发病邪,又不因其寒而遏邪;内透心包络之邪热和营分之热毒。它对发狂、出疹也特别有效。

- 生地黄特别善于凉血、清热、护阴、生津,而不恋邪。

- 需在服药 2~3 天之后观察药效。

秦老的处方是基于清瘟败毒饮的加减。

清瘟败毒饮

来源:《疫疹一得》(1794 年)

石膏 24~36 克	生地黄 6~12 克	黄连 3~4.5 克
水牛角 30~120 克 [7]	栀子 3~18 克	桔梗 1.5~12 克
黄芩 1.5~12 克	知母 3~18 克	赤芍 3~18 克
玄参 3~18 克	连翘 3~18 克	淡竹叶 1.5~12 克
甘草 1.5~12 克	牡丹皮 3~18 克	

秦老处方加减

高热:金银花 9 克　炒栀子 6 克

口渴严重伴舌干红明显:天花粉 9 克　玄参 6 克　芦根 9 克

咳嗽:牛蒡子 6 克　前胡 9 克

咳嗽伴血并咽痛:青黛 2 克　蛤壳 9 克　紫珠 6 克

7　原文用的是犀角。

咽痛伴失音：山豆根 6 克　白僵蚕 6 克　蝉蜕 3 克

严重咽喉肿大（如有脓、不能吞咽）：马勃 3 克　射干 6 克

猩红热伴严重咽痛和大量的脓液：野菊花 6 克　紫花地丁 9 克　蒲公英 6 克

强烈的头痛：蔓荆子 6 克　夏枯草 9 克　青葙子 6 克

还可考虑用成药片仔癀[8]，0.3 克每日 2 次或 0.6 克 /d（成人量）。这是一个用于疫病早期或预防用的良药。最好放在冰箱内贮存，可保存三年。

这个证型会十分容易导致意识丧失和昏迷。如果疫病病情严重伴有高热，可以用安宫牛黄丸。

问题

为什么秦老用板蓝根代替金银花或大青叶一类的药？

对于本证来说，金银花和大青叶的作用太过于表浅。板蓝根不仅清毒作用更强，还能入深部的络脉和脏腑，而大青叶只入络脉，不入脏腑。而这个证型是有脏腑病变的成分（如便秘、尿闭或意识丧失）。

8　片仔癀是一个中成药，成分有牛黄、麝香、三七、蛇胆。

第十三章

虫的治疗律

【病因】

饥饱失宜,中脘气虚,湿热失运。

饥饱失宜指吃得太多或太少或者食不定时。脾失健运进而导致湿(也可能湿热),造成一种允许寄生虫生长的环境。然而,此种寄生虫感染类型在西方并不常见。

尽管许多年轻的中医师喜欢单独运用西药来治疗寄生虫,但一些受人尊敬的老中医仍然提倡用中药治虫。这是因为中医认为,像儿童得了寄生虫病后,通常会出现脾胃虚弱合并湿浊内停。通过运用健脾化湿的中药结合直接驱虫的中药可成功地祛除这些致病因素,使疾病得以治愈。

【疾病表现】

心嘈腹痛,呕吐涎沫,面色萎黄,睚下色黑,嗜米纸泥炭,沉默欲眠,微有寒热。

其他症状包括大量进食并有好胃口,但是仍很瘦或有腹胀凸起、脸瘦肢细,食后即饿,腹痛(尤在脐周),腹泻,或便秘与便溏交替,胀气,夜间胸部出汗,毛发稀疏,肛门瘙痒难忍,大便有虫排出,面色苍白且黯伴有浅色的斑(虫斑),晚上磨牙,面部血管可见,上、下唇内有多数小斑或丘疹(尤其对于儿童患者的诊断有用),巩膜呈蓝色或巩膜血管末梢有蓝色结节。

注意:唇下的蓝色结节或丘疹越多体内寄生虫就越多。

【病位】

- 在肝——令人恐怖,眼中赤黑。
- 在心——心烦发躁。
- 在脾——劳热,四肢胀急。
- 在肺——咳嗽气喘。

这并不是指寄生虫确实宿于以上脏腑。而是指那些在病理上受寄生虫影响的脏腑。

【治法】

消积杀虫,辛酸苦降。

另外,还应加强脾的运化功能。

(一) 消积杀虫法

虫积中阻,腹痛疳膨

炒白术 4.5 克	使君子 4.5 克	江枳实 4.5 克	白雷丸 4.5 克
山楂肉 9 克	陈鹤虱 4.5 克	五谷虫 4.5 克	

评注

其他症状

- 形瘦
- 夜间磨牙
- 出现在口唇内部的红、白点
- 面色萎黄
- 食欲下降(或可能嗜好吃奇特的东西,如纸或泥土)
- 肛门周围发疹瘙痒
- 大便解下虫体

这种方法对于治疗许多类型的寄生虫都有用,尤其是蛔虫。它常常用于婴儿或儿童。健脾是这种治疗方法中的一个重要组成部分。

中药分析

- 枳实能引气下降,化滞,消胀除满。

- 炒白术能健脾祛湿,加强运化功能。

- 山楂消散所有类型食物与水饮的积聚和郁滞,尤其善于消除肉类与油腻食物的积滞。在西方供应的山楂通常是已经炮制过的。然而,如果有生山楂则更好,因为生山楂有一定的抗寄生虫能力。

- 使君子、雷丸和鹤虱能杀虫和驱虫以及消除疳积。使君子药性相对温和,味甘性温能健脾。最好将它捣碎去子后用。

- 五谷虫性咸、寒,入脾胃经。它能补脾(护脾)并能消导所有类型的郁滞,能协助祛除寄生虫。它对儿童食滞特别有效。如果没有五谷虫,可用九香虫、炒白术、炒谷芽或炒麦芽代替。

- 还可以加入炒槟榔来帮助杀虫,促进脾运,帮助清除毒素。

抗寄生虫的替代药:

如果没有以上中药,可考虑用下面其他中药杀虫:

芜荑 4.5 克

苦楝根皮 4.5 克

枯矾 6 克

苦参 6 克

南瓜子 6~9 克

生大黄 4~6 克

芦荟 0.5~1 克

秦老的处方是基于化虫丸的加减。

化虫丸

来源:《太平惠民和剂局方》(1078)

鹤虱 1 500 克	槟榔 1 500 克	苦楝根皮 1 500 克
铅丹 1 500 克	明矾 375 克	

秦老处方加减

便秘：熟地黄 4.5 克

因吃寿司得来的寄生虫（常寄宿在肝内），蛔虫或绦虫：芦荟 1 克　丁香 2 克

▶ 将这两味药研磨成粉，溶于药汁中服用或用药汁送服。

可考虑用以下方法来引导病原体向下并排出：大黄炭 4~6 克　大腹皮 6~9 克　牵牛子 6~9 克　莱菔子 6~9 克

（二）辛酸苦降法

虫积，蛔厥，吐蛔

乌梅肉 2.4 克　　淡干姜 1.5 克　　北细辛 2.4 克　　炒川椒 2.4 克
肉桂心 0.6 克　　炒川连 1.5 克　　六神曲 9 克

评注

其他症状

- 烦躁和胸腹窒闷。
- 反酸，恶心或呕吐。
- 腹痛或不适。
- 胸中气涌。
- 便秘与便溏交替。
- 食欲不规律。
- 症状间发。
- 胆绞痛。
- 食物过敏，如只吃了少量食物后会有腹胀不适。
- 西医可能与慢性胃炎或胃酸过少相关。
- 舌淡、润、胖，有齿痕。
- 脉弱，尤其右关脉沉。

中药分析

总结

• 一个有用处方的作用可通过处方中中药的五味来理解。辛味使虫停止活动。酸味使虫收缩,进而抑制它们活动。最后苦味使虫安静下来(导致其不会活动),使其往下并退出胆囊。这样我们将辛味、酸味和苦味结合在一起,形成了辛开苦降之法的基础。这也是乌梅丸的基础。

• 虽然甘味能引诱虫来吃中药,但是太甜会激发虫的活动。此外,当虫太冷时,它们会变得烦躁不安。因此要使它们安静下来,需用少量甘味的中药如肉桂、干姜和花椒来温中。

个药特性

• 乌梅性酸,入肝。作为一个君药,它促使其他中药的作用集中于肝经。它能安蛔止痛。

• 炒花椒、细辛、干姜和肉桂都是辛、温的,它们能驱虫,温养脏腑,温通血脉。

• 肉桂味甘,能帮助缓和消化系统。

• 细辛能散寒。

• 炒黄连味苦,能清除蛔虫;性寒,可清火、清胃热。炒制使黄连容易作用于消化系统,防止它对脾和胃阳气的损伤。

• 神曲是一个佐药,它能消食,健脾,护胃。

秦老的处方是基于乌梅丸的加减。

乌梅丸

来源:《伤寒论》(3世纪初)

乌梅 24~30 克	花椒 1.5~3 克	细辛 1.5~3 克	黄连 6~9 克
黄柏 6~9 克	干姜 6~9 克	制附子 3~6 克	桂枝 3~6 克
人参 6~9 克	当归 3~9 克		

秦老处方加减

腹痛:木香 4~6 克

腹胀矢气：大腹皮 6~9 克　炒槟榔 6~9 克

痔疮：槐米 4~6 克　地榆 4~6 克

尿赤有轻微灼热感：炒黄柏 4~6 克

下腹胀：薤白 4~6 克

如果患者有更严重的脾胃虚弱，可用"安蛔丸"[1] 温中安蛔。慢性寄生虫感染也能造成贫血；因此，有时必须先强壮患者的身体再予以杀虫。此后还必须进一步滋养身体。

1　安蛔汤由党参、白术、茯苓、炮姜、花椒和乌梅组成。

如何使用这本书

第一阶段：初次阅读这本书或为了开具个性化的处方

在临床上，这本书可作为一本手册，通过它可以很容易地为既定证型找到治疗处方。首先，应设法将疾病的病理特征（如痰、虚、燥等）缩小范围，以与书中十三章某一章的主题一致。在每一章开头都有许多线索来帮助这一鉴别诊断过程，然而我们还应该通过审视患者的主要表现以及每节下面的伴随症状和体征，选择最好的治疗方法，以解决患者的核心表现（包括潜在病机）。

应该注意的是，尽管主要的临床表现将重点介绍，但更多的不典型症状将会在该章其他部分讨论。在某些情况下，我们已经指出了病证的具体病机，而在大多数情况下，读者需要进一步研究来理解它们。因此，当新人利用此书开个体化的处方时，应关注病机的关键并试图发现一个核心的治疗方法。例如，当患者出现不复杂的痰热壅肺时，可用第二章关于痰的第二种治法——清热化痰法治之。此时，可以沿用秦老原处方或通过他提供的处方加减进行化裁。

以这种方式我们通常可以开出一张含 7~10 味中药的紧凑处方。使用这样一个直截了当的方法，不仅有助于提高我们的诊断技巧，而且还可以帮助我们在十分麻烦的病例中找到希望。也就是说，了解中药治疗的作用与副作用及它们发生的原因，将为我们更充分地了解患者的真实情况提供非常有用的反馈信息。而当复杂的处方开出来时要解释这些就显得更困难了。

重要的是要记住很大一部分患者实际上通常只有一个潜在证型，根本不需要诊断四五个或六个证型就可以解决问题。在我的临床实践中，我一次又一次地注意到这一点，通过阅读秦伯未和叶天士这些伟大医家的医案我也意识到这一点。我们不需要把病情看得比它们原本更为复杂。

因此这种思维方法的前提就是：如果一个人能够清楚地诊断和理解伴随的症状如何与根本的潜在病机相关，一个人就可以开出清晰的、重点突出的处方。当你对此过程感到满意后，便可进入下一个阶段。

第二阶段：要理解证型是一个连续体

这本书介绍的大多数处方都是针对病理过程的连续统一体。因此，下一层面的应用还围绕着从核心处方中删减某些中药以及根据需要增加其他中药，同时仍侧重于前面单一的核心治疗方法。中药加减应用不仅与出现的症状和体征有关，也要考虑病因等因素。例如，患者因痰热壅肺而咳嗽，但外感的症状挥之不去，仍可以使用秦老清热化痰的核心处方，但还是要对处方进行修改，去掉白前、枇杷叶，增加菊花、桑叶的剂量。另外一个例子是使用宣肺疏风法（详见第六章），这是一种针对外邪相对中性（从寒热属性来说）的方法，我们要学会如何根据有多少其他热与寒的症状出现来化裁基本处方。

这种化裁方法并不总能在书的评注中直接找到，而需要了解此治疗方法与这个处方中的中药以及其他相关中药的相关性。评注提供了一些例子，指导我们如何开始为个体化患者考虑这一点。一旦你对这个过程感到满意，你就可以进入下一个阶段。

第三阶段：用结合的方法

有些病例需要用多种方法结合起来进行治疗。例如，患者的病证开始于外感风邪并发展成痰热壅肺，我们就将宣肺疏风法（详见第六章）和清热化痰法（详见第一章）结合，从其对应的处方中选择适合的药味来开出一个与患者临床表现相应的核心处方。

虽然这一过程对一些病情比较复杂的患者来说是不可避免的，但我们应当抵制将太多方法结合起来运用的冲动。本书的核心原则之一是要学习如何明确诊断，鼓励要限制所诊断证型的数量并寻求共同的深层次的病机。因此绝大多数患者只适用于一种或两种治疗方法。

此外，当将治疗方法／处方结合运用时，还建议应限制最终处方中中药的味数。仅仅结合两个核心处方再添加 2~4 味其他药，总共 16~18 味药的处方可能并不是最有效的方法。同样，本书另一个重要的主题是学习如何挑选最

合适的中药,因此即便你把两种治疗方法结合在一起时,最终处方也应该仅有
7~12 味药。

最后的认识

任何一种思维体系或方法都有这样的风险——被降低到类似一本食谱的
水平,或者更糟,被合并成一种僵化的办法,如总是开具 A 处方治疗 B 证型。
本书呈现的内容应该最终代表一个流动的过程,它在许多方面与许多标准中
医书所使用的方式相反。我相信这就是秦老根据治法来编排这本书的原因
之一。

当我们理解了核心原则以及用来实现这些原则的处方和中药时,我们最
终可以超越这些文本。通过这种方式并经过深入的研究与实践,一个中医师
可能会发现自己开出的处方虽然与秦伯未先生的核心处方不尽相同,但与书
中介绍的治疗方法和诊断系统完全一致。然而,这需要一定的时间,我们不可
操之过急。

这个学习的过程以及它所传授的技能真正涉及中医处方的本质。希望这
一本书可作为这一"旅程"的路线图。

中 药 炮 制

以下是书中常用中药炮制方法列表。举个例子来说,虽然从经销商那儿拿到的中药标签是白扁豆,而这个中药实际上已经被炒制过,应标为炒扁豆。

这个表远非详尽,也会过时。它仅仅展示了一小部分中药炮制的近况,更重要的是为了说明思考中药炮制问题的重要性,并了解如何向我们的经销商适当地询问中药炮制的问题。目前已经有了两本关于中药炮制的英文书,其中有炮制中药的方法,分别是《中草药学(第 3 版)》《炮制中药的使用介绍》。

另外我还要感谢 Andy Ellis 阐释清楚了附表 2-1 中的一些问题。

附表 2-1 部分中药在西方国家的主要炮制形式总结表

中药名	在西方国家的主要炮制形式
白扁豆	通常炒制过的白扁豆标为炒扁豆,但是有时也有没有炒过的标为白扁豆
薏苡仁	生用(生薏苡仁)或炒制(炒薏苡仁)
陈皮	炒制(炒陈皮)
大黄	可用酒洗大黄(酒大黄)
当归	可用酒洗当归(酒洗当归)
谷芽	可用未炮制的谷芽(生谷芽)或炒制过的谷芽(炒谷芽)
海藻	清水洗至不咸(淡海藻)
厚朴	姜制(姜厚朴)或生用(厚朴)
鸡内金	通常用炒制(炒鸡内金)
昆布	清水洗至不咸(淡昆布)
麦芽	可用未经炮制的麦芽(生麦芽)或炒制过的麦芽(炒麦芽)
木香	通常生用,也可用煨木香
青皮	可煨用(煨青皮)或炒用(炒青皮)
桑白皮	通常生用,也可用制桑白皮(蜜制)
桑叶	桑叶常与霜桑叶(打过初霜的桑叶)混合
山栀	可用炒制者(炒山栀)或生用(山栀)
香附	有制香附或醋香附
杏仁	通常指苦杏仁
远志	通常生用,也有用蜜制(蜜炙远志)
制附子	有多种炮制法
枳壳	炒制(炒枳壳)
枳实	炒制(炒枳实)
半夏	通常是用姜制(姜半夏),它还能用其他炮制法(法半夏)

附录 3

名 词 解 释

模糊脉：是秦伯未用来描述一种摸起来很软的脉，它是濡脉与滞脉（移动困难）的结合。它感觉上好像是血管的表面被组织覆盖着，这样你就不能清楚地感觉到脉的表面。它也意味着脉时而清晰时而又很难发现。它通常是由多种因素如气、湿、食、痰的郁滞结合在一起而形成。相比之下濡脉通常只涉及湿。

干硬脉：给我们的感觉像摸在一根棍子或木头上，它有点像弦，但是更僵硬。

它通常表示严重阴/精或津液不足，而导致血管"干燥"。它是一种真脏脉，《素问》第 19 篇首次对其进行定义，当五脏真气败露时即会出现。芤脉与革脉也有干或硬的成分也可以被称为干脉。然而在许多时候，芤脉会有湿润度提示病情不严重，而干脉表示非常严重的病情。这种脉的特性是由吴伯平老师首先定义的。

促脉：详见下文动脉中的描述。

动脉：这是吴伯平老师经常描述的脉。它撞击你的手指陡峭有力，就像命名喻意的有移动、活跃的特性；它通常与热联系，但是也可跟寒有关。这种脉通常细、弱，发生在血管的更深部位，它通常与虚联系。**促脉**与以上的动脉摸起来很相似，但更有力且存在于血管表浅部位，它与实证更相关。这两种脉反映出机体活动的某种程度，通常是代谢废物的毒素在体内郁滞（例如，热、湿、痰等）。这种运用与传统的动脉或促脉不同。

坚脉：好像是触摸一块木头，是相对于柔脉与软脉的。就这一点而言，它与干脉相似，但不是很严重，在表面它会感到硬如木头，但在血管内还有一点"湿润"，它还是反映阴与津液不足。

濡脉：它是一种脉的性质，摸起来像湿的毯子或布。这种脉不会清晰地触及你的手指，显得应指有点困难或像延迟的脉的波形。如果这种延迟到达你手指的感觉是严重的并有一种滞的性质，可被认为是一种濡脉与滞脉的结合，也有可能更像上面描述的模糊脉。也可能感觉到它似乎时有时无，或波形时强时弱。它也能表现出软脉的性质。秦伯未经常在患者体内有湿时发现有这种性质的脉，但是它在气虚和阳虚时也能出现。

这种脉能发生在脉的任何深度。虽然这是一种传统的脉，但秦伯未和吴伯平两位老师却以一种特殊的方式来应用它。

软脉：它是一种软或"海绵"样感觉的脉，没有强度和能量。这种脉不滞或很难摸到，跟濡脉有点相像。可在气虚或血虚的证型或甚至在外感的证型中出现。虽然这也是一种传统的脉，但秦伯未和吴伯平两位老师却以一种特殊的方式来应用它。

滞脉：它是一种不容易到达手指而又不容易离开手指的那种性质的脉，当它触及手指时感觉到滞。这不是一种传统的脉。

大便黏：能表现的形式有以下几种：①排便不完全；②大便易黏在马桶边上；③大便后需要多次擦拭。该症状通常表示肠中有湿。

嘈杂：它是一种发生在胃脘与心脏区域的病理表现。其常用的定义可见于明代虞抟所著的《医学正传》中，被描述为："夫嘈杂之为证也，似饥不饥，似痛不痛，而有懊忱不自宁之状者是也。其证或兼嗳气，或兼痞满，或兼恶心，渐至胃脘作痛。"进食可以减轻疼痛，但是通常在30分钟内很快再出现。吴伯平老师指出，这类患者可能会感到持续饥饿，但在进食后很容易腹胀。常由痰火、肝胃不和、胃热、胃热伴有潜在的脾虚、血虚造成，以脾虚/胃实证最为常见。

行湿：这是一种使湿邪分开的能力，使其不太黏腻，是相对于燥湿和行气而言的。例如青皮、香附和枳壳都能行气和协助除湿，但不是直接行湿。而像炒枳壳和白豆蔻能行湿。